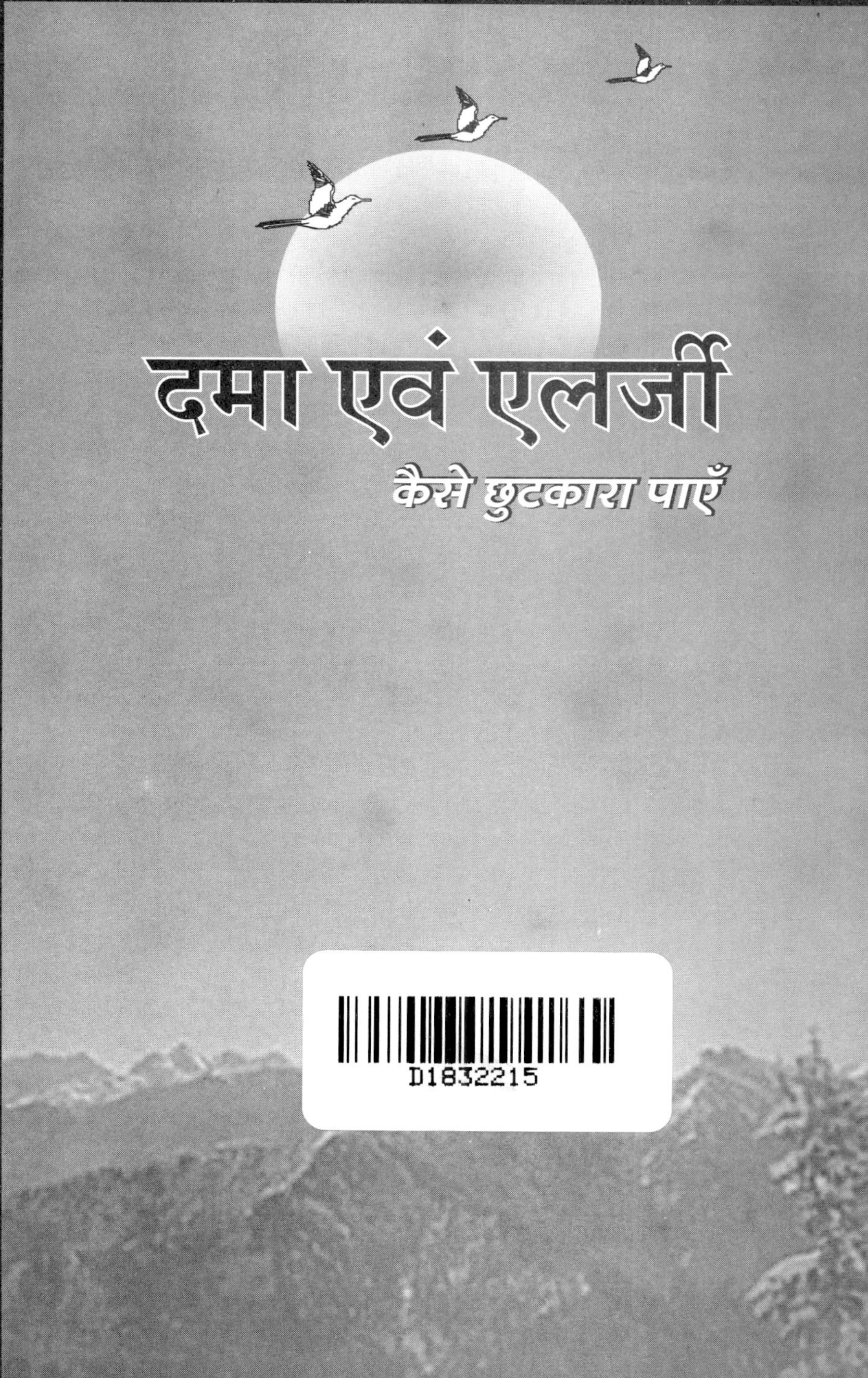

दमा एवं एलर्जी

कैसे छुटकारा पाएँ

D1832215

डॉ. राजेन्द्र मेहता

एम.बी.बी.एस., डी.टी.सी.डी., एफ.सी.सी.पी., एम.सी.ए.आई. (दिल्ली)

छाती रोग, दमा एवं एलर्जी विशेषज्ञ।

दमा एवं एलर्जी

कैसे छुटकारा पाएँ

डॉ. राजेन्द्र मेहता

एम.बी.बी.एस., डी.टी.सी.डी.

राजकमल पेपरबैक्स

राजकमल पेपरबैक्स में
पहला संस्करण : 2006
तीसरा संस्करण : 2018

© डॉ. राजेन्द्र मेहता

राजकमल पेपरबैक्स : उत्कृष्ट साहित्य के जनसुलभ संस्करण

राजकमल प्रकाशन प्रा. लि.
1-बी, नेताजी सुभाष मार्ग, दरियागंज
नई दिल्ली-110 002
द्वारा प्रकाशित

शाखाएँ : अशोक राजपथ, साइंस कॉलेज के सामने, पटना-800 006
पहली मंजिल, दरबारी बिल्डिंग, महात्मा गांधी मार्ग, इलाहाबाद-211 001
36 ए, शेक्सपियर सरणी, कोलकाता-700 017

वेबसाइट : www.rajkamalprakashan.com
ई-मेल : info@rajkamalprakashan.com

बी.के. ऑफसेट
नवीन शाहदरा, दिल्ली-110 032
द्वारा मुद्रित

मूल्य : ₹195

DAMA EVAM ALERGY : KAISE CHHUTKARA PAYEN
by Dr. Rajendra Mehata

ISBN : 978-81-267-1239-7

यह पुस्तक हम अपने माता-पिता को समर्पित करते हैं,
जिनके अथक प्रयासों व दिन-रात की मेहनत से
हम इस लायक बन सके कि रोगियों को
उनकी तकलीफों में सहायता व
मार्गदर्शन दे सकें।

आभार

मैंने दमा एवं एलर्जी विषय पर 1991 से लिखना आरम्भ किया और मेरा सौभाग्य रहा कि मुझे *दैनिक भास्कर* व *नई दुनिया* जैसे हिन्दी के प्रतिष्ठित समाचार-पत्रों का सहयोग मिला, जिन्होंने मुझे हमेशा बढ़ावा दिया। फिर मैंने स्वास्थ्य पत्रिका *निरोगधाम* के लिए भी लिखा व कई अन्य पत्र-पत्रिकाओं में मेरे आलेख प्रकाशित हुए, जिनसे मैं हमेशा प्रेरणा पाता रहा। आकाशवाणी से भी इस विषय पर मेरी वार्ताएँ प्रसारित हुईं जिनसे श्रोताओं को बहुत-सी जानकारियाँ मिलीं व वे लाभान्वित हुए। मुझे **दमा एवं एलर्जी** विषय पर हिन्दी में पुस्तक लिखने का सुझाव मेरे कई मरीजों व चिकित्सकों ने दिया जिसे मैंने सहर्ष स्वीकार किया व इस पुस्तक की रचना की।

इस पुस्तक की रचना में व इसे एक उत्कृष्ट कृति बनाने में कई लोगों का सहयोग मिला है। मैं विशेषरूप से *निरोगधाम* के सम्पादक श्री प्रेमदत्तजी पाण्डेय का आभारी हूँ जिन्होंने मेरे लेखन को हमेशा प्रोत्साहन दिया व समय-समय पर आवश्यक मार्गदर्शन दिया। मैं पत्रकार श्री प्रवीण जोशी का भी आभारी हूँ, जिन्होंने इस पुस्तक की प्रत्येक पंक्ति को जाँचा-परखा व भाषा सम्बन्धी त्रुटियों को सुधारा। मैं श्री अशोक महेश्वरीजी का भी हृदय से आभारी हूँ जिनके प्रोत्साहन व सुझावों की मदद से इस पुस्तक को इतना व्यवस्थित व पठनीय बना सका। मैं अपनी पत्नी व इस पुस्तक की सम्पादक डॉ. मंजुला मेहता का भी हृदय से आभारी हूँ जिनके निरन्तर प्रेरक की तरह कार्य करने से ही मैं यह पुस्तक पूरी कर सका, साथ ही अपने बच्चों गरिमा व गौरव का भी मैं आभारी हूँ, जिन्होंने इस पुस्तक की रचना के दौरान मेरे समयाभाव को सहर्ष स्वीकारा, ताकि मैं इस पर पूरा ध्यान दे सकूँ और इसी का परिणाम है कि आज यह पुस्तक आपके हाथों में है।

मैं श्री सन्तोष सिया व रवि जोशीजी का भी आभारी हूँ, जिनके सक्रिय सहयोग से यह पुस्तक मेरी आकांक्षा के अनुरूप तैयार हो सकी। मैं प्रसिद्ध कार्टूनिस्ट ईस्माइल लहरी का भी आभारी हूँ, जिन्होंने अपने स्केचों से इस पुस्तक को खूबसूरत बनाया।

साँस है तो आस है

दम, दमा, अस्थमा आदि नामों से जाना जाने वाला यह रोग मानव की उत्पत्ति के समय से ही उसके साथ लगा हुआ है। अभी कुछ ही दशकों पूर्व तक इस रोग के बारे में हमारी समझ बहुत ही सीमित थी इसलिए इसका कोई बहुत कारगर उपचार भी हमारे पास नहीं था। परिणामस्वरूप रोगियों को सारा जीवन खाँसते-हाँफते व एक-एक साँस के लिए संघर्ष करते हुए जीना पड़ता था। कई मरीजों को ऐसे ही मर-मर कर जीते हुए हम सबने देखा है। इस रोग की वही छवि आज भी जनसामान्य के मन में है और शायद यही कारण है कि जब भी किसी मरीज को यह पता लगता है कि उसे दमा या अस्थमा हो गया है, वह भीतर तक सहम जाता है; और सबसे पहले जो बात उसके मन में आती है वह यह कि क्या मैं अब कभी इस रोग से मुक्त हो पाऊँगा? क्या मुझे यह जीवनभर का रोग लग गया है? रोगी की आँखों के सामने दमा के कई अन्य मरीजों के हाँफते व खाँसते चित्र उभर आते हैं। ज्यादातर चिकित्सक रोगी को कोई दिलासा नहीं देते वरन् उसे यह कहकर और भयभीत कर देते हैं कि दमा का कोई इलाज नहीं है और अब उन्हें उम्रभर दवाइयाँ लेनी होंगी व इस रोग की यातनाएँ भोगनी होंगी। इन परिस्थितियों में रोगी निराश हो जाता है और यहाँ से शुरू होती है दमा से छुटकारा पाने के अवैज्ञानिक व अपुष्ट उपचारों की श्रृंखला। रोगी कभी आयुर्वेदिक उपचार लेता है तो कभी होम्योपैथिक या कई तरह के दवा देने वालों के चक्कर में पड़ जाता है जो उसे बगैर बताए कार्टिसोन दवाई विभिन्न रूपों में दे देते हैं। इससे कुछ समय तो रोगी को आराम होता है पर थोड़े दिनों में ही कार्टिसोन अपने दुष्प्रभाव दिखाने लगता है। रोगी का दमा तो जहाँ था वहीं रह जाता है, उल्टे उसे ब्लडप्रेशर, डायबिटीज, वजन बढ़ना, हड्डियाँ कमजोर होना, पेट में अल्सर, आँखों में असमय मोतियाबिन्द आदि कई तरह की व्याधियाँ घेर लेती हैं। तब रोगी की आँख खुलती है और वह विशेषज्ञ के पास पहुँचता है, परन्तु तब तक बहुत देर हो चुकी होती है।

सदियों पुराने इस रोग के बारे में कुछ दशकों पूर्व तक हमें कोई ठोस वैज्ञानिक जानकारी नहीं थी, परन्तु पिछले कुछ सालों में दमा के बारे में सूक्ष्म से सूक्ष्म जानकारियाँ मिल रही हैं जिससे इस रोग को समझने व सही तरह से नियन्त्रित करने में हम पिछले वर्षों की अपेक्षा ज्यादा सक्षम हो गये हैं। शोध निरन्तर चल रहे हैं और वह दिन दूर नहीं जब हम दमा व एलर्जी को जड़ से ठीक कर सकेंगे, लेकिन तब तक तो हमें इनसे लड़ना ही होगा।

यदि आप चाहते हैं कि अपने दमा व एलर्जी पर विजय प्राप्त कर इसे पूरी तरह नियन्त्रण में रख सकें व सामान्य लोगों की तरह अपना जीवन जी सकें तो आपको, सिर्फ आपको... सर्वप्रथम यह प्रण करना होगा कि जो भी हो मैं अपने दमा पर विजय प्राप्त करके ही रहूँगा। बगैर आपके दृढ़संकल्प के यह काम हो ही नहीं सकता। यदि आप दृढ़प्रतिज्ञ हैं तो दमा के विरूद्ध इस जंग में यह पुस्तक **'दमा और एलर्जी'** आपकी भरपूर मदद करेगी। इस पुस्तक को पढ़कर जो जानकारियाँ आप हासिल करें उनका अपनी पूरी क्षमता के साथ उपयोग कीजिये। आपको अपना चिकित्सक खुद ही बनना पड़ेगा और वैज्ञानिक आधार पर ही अपने निर्णय लेने होंगे। तब कोई कारण नहीं है कि उन तमाम लोगों की तरह, जिन्होंने दमा को परास्त कर जीवन की बुलन्दियों को छुआ है और हर क्षेत्र में, चाहे वह खेलकूद हो या साहित्य, सिनेमा हो या संगीत, अपनी श्रेष्ठता साबित की है, आप भी दमा पर विजय पाकर कामयाबी के शिखर पर पहुँच सकते हैं। यह करना आप के लिए जरूरी भी है, कोई दूसरा रास्ता है भी नहीं क्योंकि **'साँस है तो ही आस है।'**

डॉ. राजेन्द्र मेहता...

107, असावा चेम्बर्स
14, स्नेह नगर, सपना-संगीता रोड,
इन्दौर - 452 001
दूरभाष - 0731- 2468737
मो. - 98272-08898

अनुक्रम

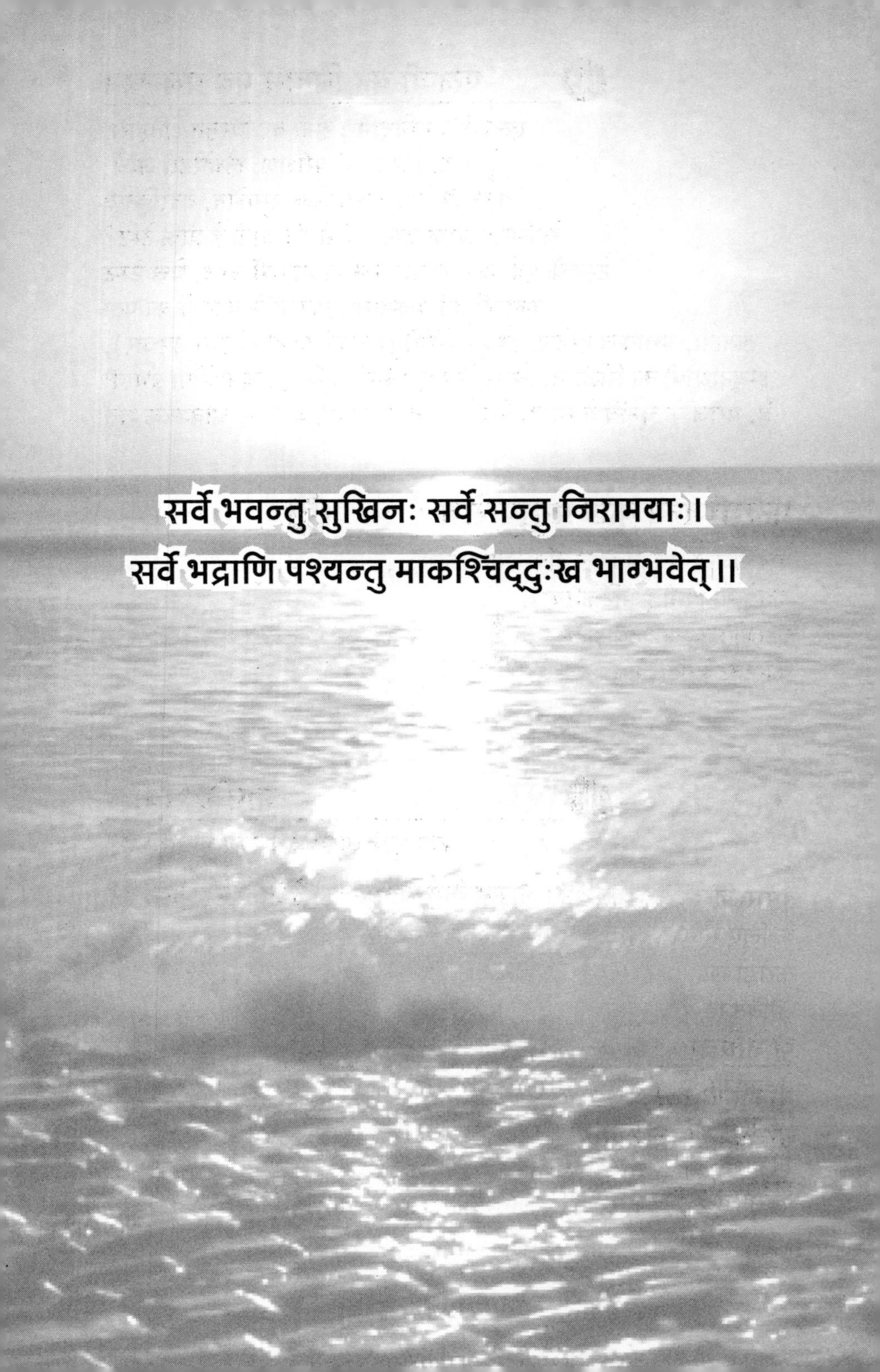
सर्वे भवन्तु सुखिनः सर्वे सन्तु निरामयाः।
सर्वे भद्राणि पश्यन्तु माकश्चिद्दुःख भाग्भवेत्॥

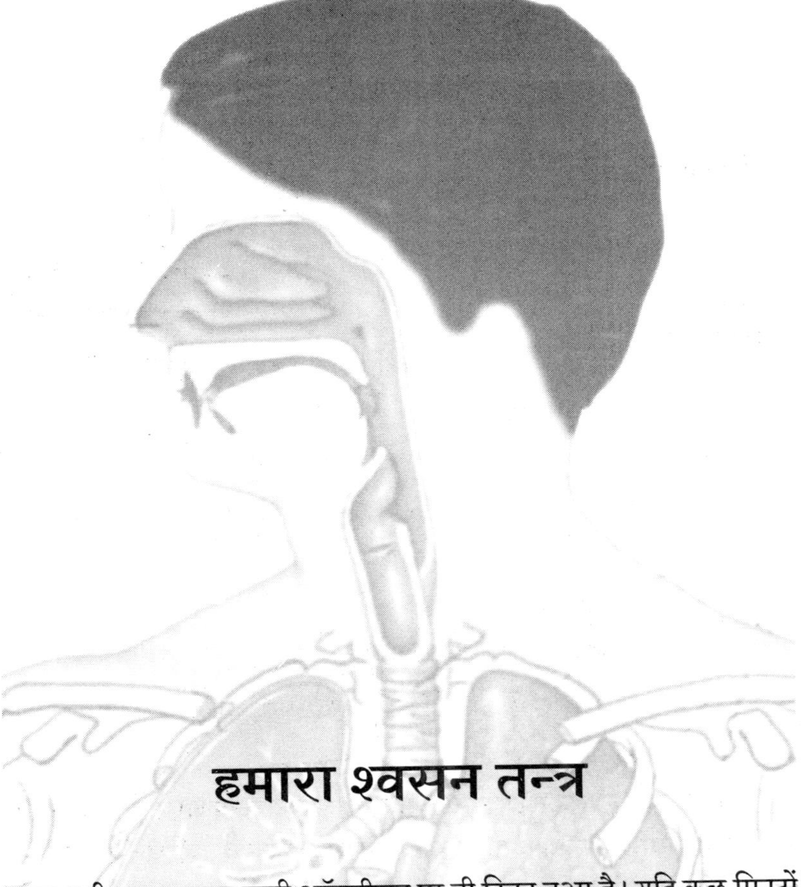

हमारा श्वसन तन्त्र

हमारा जीवन प्राणवायु यानी ऑक्सीजन पर ही टिका हुआ है। यदि कुछ मिनटों के लिए भी शरीर को ऑक्सीजन न मिले तो खेल खत्म। हमारा शरीर लाखों-करोड़ों छोटी-छोटी कोशिकाओं से मिलकर बना है और प्रत्येक कोशिका को जीवित रहने व अपना कार्य करने के लिए ऑक्सीजन की आवश्यकता होती है, पूरे शरीर को ऑक्सीजन पहुँचाने का यह महत्वपूर्ण कार्य हमारा श्वसन तन्त्र रक्त के माध्यम से करता है। साथ ही चयापचय (Metabolism & Catabolism) क्रियाओं से शरीर में उत्पन्न हुई कार्बन डॉयऑक्साइड को शरीर से बाहर निकालने का कार्य भी यह श्वसन तन्त्र (Respiratory System) ही करता है। श्वसन तन्त्र का विस्तार हमारी नाक से शुरू होकर फेफड़ों तक होता है।

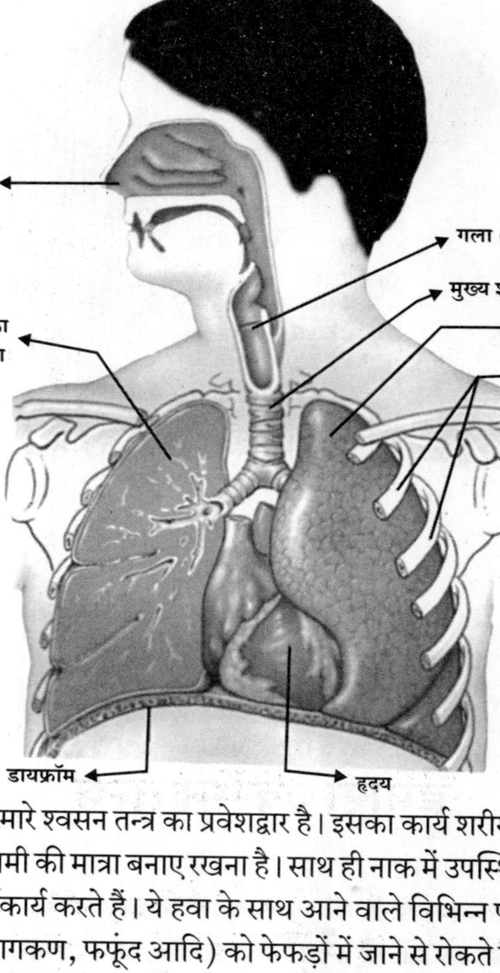

नाक हमारे श्वसन तन्त्र का प्रवेशद्वार है। इसका कार्य शरीर में प्रवेश करने वाली वायु में नमी की मात्रा बनाए रखना है। साथ ही नाक में उपस्थित बाल सजग प्रहरी की तरह कार्य करते हैं। ये हवा के साथ आने वाले विभिन्न पदार्थों के कणों (जैसे धूल, परागकण, फफूंद आदि) को फेफड़ों में जाने से रोकते हैं। श्वसन तन्त्र का विकास माँ के गर्भ में जब भ्रूण 24 दिन का होता है तब से शुरू होकर शिशु-जन्म तक पूर्णतः विकसित हो जाता है। परन्तु इस तन्त्र का कार्य शिशु-जन्म के तुरन्त बाद शिशु की पहली किलकारी के साथ ही शुरू होता है, जो हमारी अन्तिम साँस तक निरन्तर चलता रहता है। जिस क्षण इस साँस की डोर टूट जाती है वह जीवन का आखिरी क्षण होता है। पहली किलकारी या पहली साँस तक शिशु माँ के रक्त से ही ऑक्सीजन पाता है।

फेफड़ों की संरचना

हमारे शरीर में एक जोड़ी फेफड़े होते हैं, जो शरीर के छाती वाले भाग में दोनों तरफ रहते हैं। फेफड़ों की संरचना देखने व छूने में बिल्कुल स्पंज या फोम की तरह होती है और काट कर देखने पर आन्तरिक भाग मधुमक्खी के छत्ते की तरह दिखता है।

नाक से ली गई साँस मुख्य श्वासनली यानी ट्रेकिया से होती हुई इन फेफड़ों में पहुँचती है।

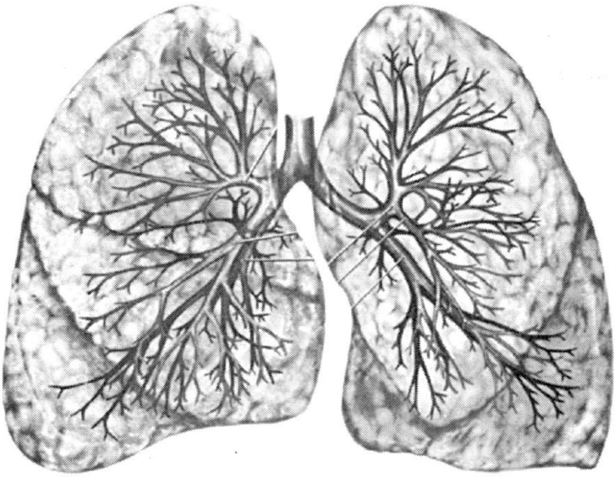

दायाँ फेफड़ा **बायाँ फेफड़ा**

फेफड़ों में फैला वायु नलिकाओं का जाल

फेफड़े हमारे श्वसन तन्त्र के सबसे महत्वपूर्ण अंग हैं। जब भी इन फेफड़ों में किसी तरह का विकार या खराबी आती है तो व्यक्ति को विभिन्न तरह की श्वास संबन्धी परेशानियाँ होने लगती हैं।

आइए, अब हम विशेषकर दमे के संदर्भ में फेफड़ों की संरचना व कार्यप्रणाली को समझते हैं और यह भी समझते हैं कि दमे की अवस्था में फेफड़ों में क्या-क्या परिवर्तन आते हैं। इन परिवर्तनों को उपचार से किस तरह वापस सामान्य दशा में लाया जाता है और रोगी को कैसे राहत मिलती है। दमे को समझने के लिए फेफड़ों के मुख्य दो भागों को समझना जरूरी है।

1. वायु कोष (Air sacs) **2. वायु नलिकाएँ (Air ways)**

वायुकोष

हमारे फेफड़ों में करोड़ों की संख्या में वायुकोष होते हैं या यूँ कहें कि फेफड़े इन करोड़ों वायुकोषों से मिलकर ही बने हैं। वायुकोष की संरचना छोटे गुब्बारों जैसी होती है। अंसख्य नलिकाओं से इन कोषों में साँस द्वारा अन्दर ली गई हवा आती है। ये वायुकोष रक्त नलिकाओं से घिरे रहते है।

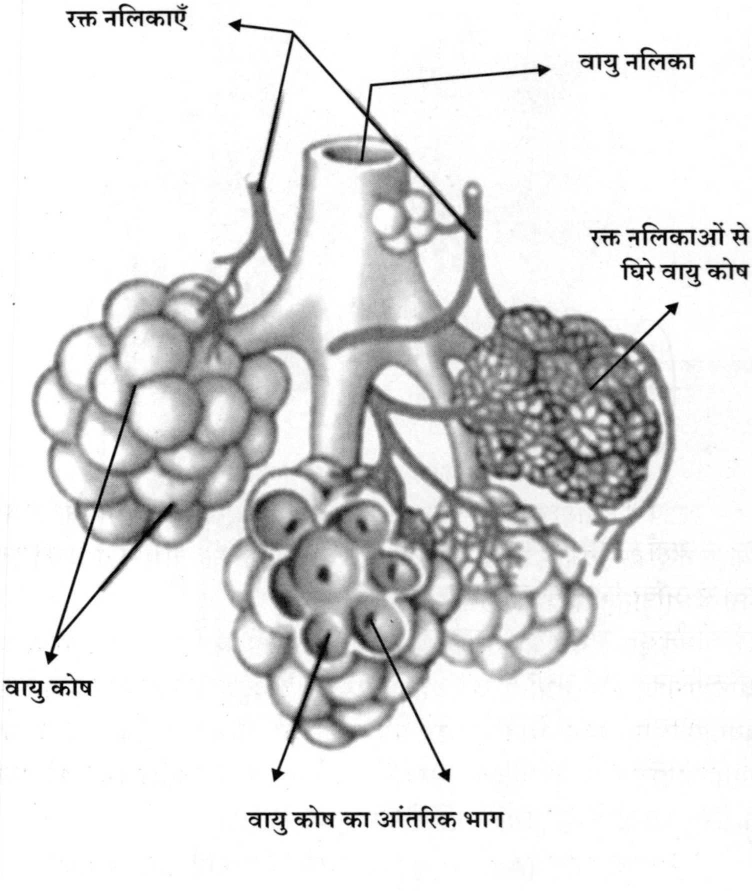

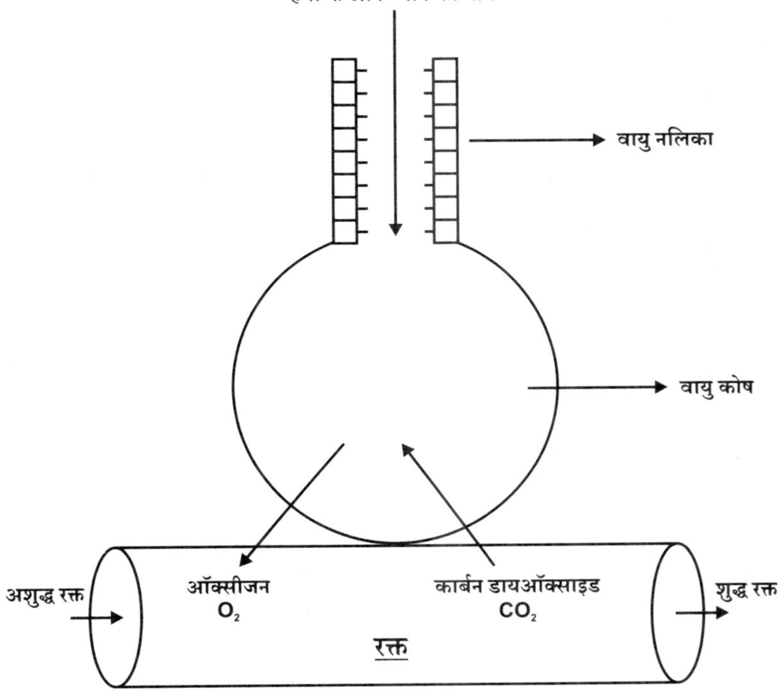

गैस-एक्सचेन्ज

यहाँ पर गैस-एक्सचेन्ज का कार्य होता है। साँस द्वारा अन्दर ली गई शुद्ध हवा से ऑक्सीजन निकल कर रक्त में चली जाती है व रक्त द्वारा पूरे शरीर से लाई गई कार्बन डायऑक्साइड वायु कोषों में छोड़ दी जाती है। रक्त, फेफड़ों से ली गई ऑक्सीजन को पूरे शरीर में पहुँचा देता है। रक्त द्वारा वायु कोषों में छोड़ी गई कार्बन डायऑक्साइड साँस छोड़ते समय शरीर से बाहर निकाल दी जाती है। यह क्रम जीवनपर्यन्त चलता रहता है।

वायुनलिकाएँ

प्रत्येक वायुकोष एक छोटी-सी नलिका में खुलता है और ये छोटी-छोटी नलिकाएँ मिलकर उनसे बड़ी नलिकाओं में खुलती हैं। इस तरह फेफड़ों में नलिकाओं का जाल-सा बिछा होता है। फेफड़ों में नलिकाएँ प्रत्येक वायु कोष तक जाती हैं। इन नलिकाओं का कार्य हवा को वायुकोषों तक लाना तथा वायुकोषों से हवा ले जाना होता है।

फेफड़ों की इस संरचना तथा साँस की सामान्य प्रक्रिया को अच्छी तरह समझने के लिए हम एक गुब्बारे का उदाहरण ले सकते हैं।

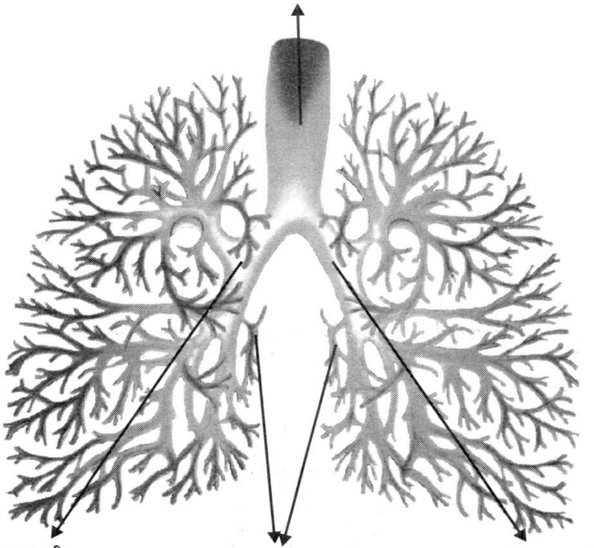

गुब्बारे को रबर की नली के एक सिरे पर बाँध दीजिए तो यह तैयार हो गया फेफड़ों का एक कोष व उसकी नलिका। अब रबर की नली में से हवा फूँकने पर गुब्बारा फूल जाएगा। यह हो गया साँस का फेफड़ों में आना। जब हम हवा फूँकना बन्द कर देते हैं तब हवा वापस गुब्बारे में से नली के जरिए बाहर निकल जाती है। यह हो गया साँस का बाहर निकलना। फेफड़ों में ऐसी करोड़ों नलिकाएँ एवं कोष होते हैं जिनमें हवा का आना-जाना निरन्तर जारी रहता है। सामान्य अवस्था में हवा इतनी आसानी से अन्दर आती व बाहर निकल जाती है कि इस प्रक्रिया का हमें एहसास भी नहीं हो पाता। लेकिन जब कभी इस श्वसन क्रिया में व्यवधान पैदा होता है तब हमें साँस का व इसमें होने वाली तकलीफ का अनुभव होता है।

श्वास नलिकाओं का रोग

दमा

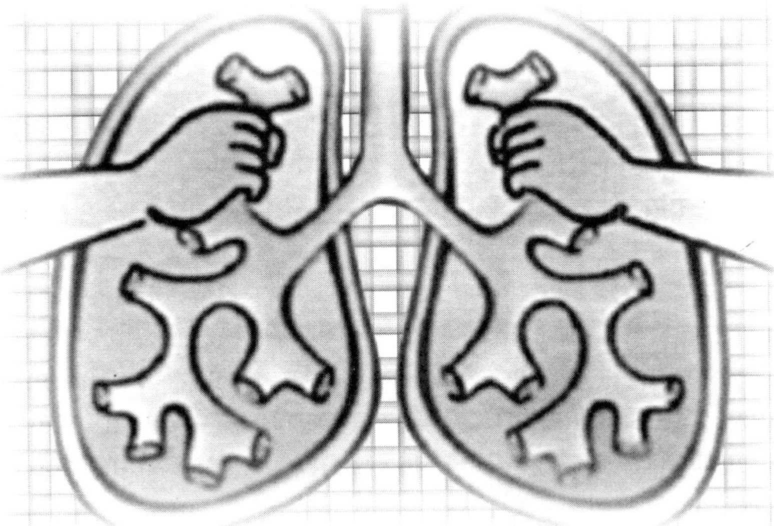

दमा

दमा को दम, श्वास या अस्थमा के नाम से भी जाना जाता है। यह अत्यन्त जटिल व हठीला रोग है। इसका इतिहास मानव के इतिहास जितना ही पुराना है। प्राचीन ग्रंथों में भी इस का उल्लेख है, तब से लेकर आज तक मानव इस से लड़ता आ रहा है। यह सारे विश्व में व्याप्त है। हाँ, इसका परिमाण कहीं कम, कहीं ज्यादा अवश्य है। पिछले कुछ दशकों में इसके रोगियों की संख्या में काफी वृद्धि हुई है। इस अप्रत्याशित वृद्धि का एक प्रमुख कारण वातावरण में बढ़ता प्रदूषण है। जापान जैसे देश में एक ओर औद्योगिक क्रांति हुई तो दूसरी ओर दमा का प्रकोप बढ़ा,

कारण रहा प्रदूषण। दुनिया में करीब 10 फीसदी लोग किसी न किसी कारण आज इस रोग के शिकार हैं। हमारे देश में ही इसके रोगियों की संख्या लगभग 2 करोड़ से अधिक है। मोटे तौर पर बच्चों में दमा का प्रतिशत 5 से 7 तथा 12 वर्ष से ऊपर की उम्र वालों में 1 से 2 है। अर्थात 12 साल से कम उम्र के प्रति 100 बच्चों में 5 से 7 दमा के शिकार हैं, परंतु हमारे यहाँ इन सबका बराबर निदान नहीं हो पाता। वैसे ही 12 वर्ष से अधिक उम्र के प्रति 100 लोगों में 1 या 2 दमा के रोगी हैं। ये भयावह आँकड़े ही इस रोग के प्रकोप को दर्शाते हैं। प्रतिवर्ष करीब 2 लाख लोग दमा के कारण असमय काल के गर्त में समा जाते हैं और असंख्य रोगी जीवन-पर्यन्त इस की यातना भोगते रहते हैं।

यदि रोगी व उनके परिजन इस रोग को ठीक से समझ लें तो दमे से होने वाली परेशानियों से अधिकाधिक लोगों को बचाया जा सकता है और दमे से होने वाली मानव जीवन की हानि को भी कम किया जा सकता है। यदि आप दमे से पीड़ित हैं और आप चाहते हैं कि आप जीवनपर्यन्त दमे की परेशानियों से मुक्त रह कर अपना जीवन सामान्य व्यक्तियों की तरह जीएँ और दमा कभी भी और कहीं भी आपकी राह में बाधा न बने, तो आइए हम आपका काम आसान किए देते हैं।

आखिर क्या है दमा?

फेफड़ों की श्वास नलिकाओं के अतिसंवेदनशील (Hypersensitive) हो जाने के कारण समय-समय पर विभिन्न कारणों से श्वास नलिकाओं में अचानक सिकुड़न (Spasm) आ जाती है। साथ ही इन नलिकाओं में सूजन (Inflammation) भी आ जाती है (जो नलिकाओं की संवेदनशीलता और बढ़ा देती है) तथा इनके अन्दर उत्पन्न होने वाले स्राव (Mucus) की मात्रा भी बढ़ जाती है। परिणामस्वरूप नलिकाओं का मार्ग छोटा हो जाता है जिससे श्वास के आने-जाने में दिक्कत होने लगती है। इसे दमे का दौरा कहते हैं।

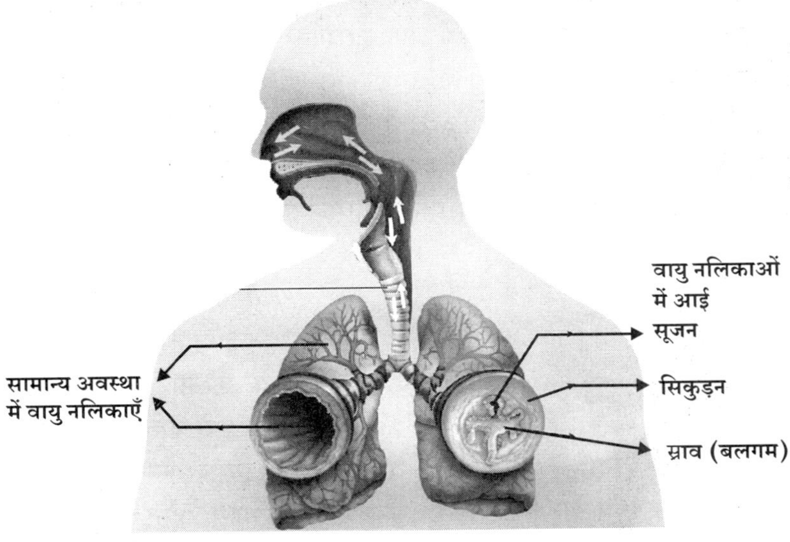

नलिकाओं में आए उपरोक्त परिवर्तन, जो रोगी की तकलीफों के लिए जिम्मेदार हैं, दवाइयों के उपयोग से व कभी-कभी बगैर दवाई के अपने आप भी

कुछ समय में ठीक हो जाते हैं व नलिकाएँ पुनः अपनी सामान्य अवस्था में आ जाती हैं और रोगी को श्वास की तकलीफों में राहत मिल जाती है। नलिकाएँ तब तक सामान्य अवस्था में रहती हैं जब तक रोगी को पुनः किन्हीं कारणों से दमे का अगला दौरा नहीं पड़ता। एक बार दमे का दौरा आ जाने व पुनः स्थिति सामान्य हो जाने के बाद दमे का अगला दौरा आने तक रोगी बिल्कुल ठीक रहता है। दो अटैक के बीच का समय कुछ पल से लेकर हफ्तों, महीनों या वर्षों तक हो सकता है, यानी दमे के अटैक के बाद रोगी कुछ दिनों से लेकर वर्षों तक ठीक रह सकता है।

जैसा कि हमने अभी देखा, दमे का मुख्य कारण श्वास नलिकाओं का अतिसंवेदनशील हो जाना है, परन्तु नलिकाएँ ऐसी क्यों हो जाती हैं? इसका ठीक-ठीक उत्तर अभी-भी चिकित्सा विज्ञान के पास नहीं है और शायद यही वजह है कि इस रोग का कोई स्थायी उपचार अभी तक नहीं खोजा जा सका है। हाँ, अब वैज्ञानिकों ने इस दोष के लिए जिम्मेदार जीन्स की खोज कर ली है और हो सकता है आने वाले समय में इस रोग का कोई सरल व सुनिश्चित उपचार निकल आए, परन्तु तब तक उपलब्ध उपचार का समुचित उपयोग कर रोगी इस रोग से होने वाली परेशानियों से बच सकते हैं। दमा व उसके उपचार को समझने के लिए हमें दमे की अवस्था में श्वसन तन्त्र में आए परिवर्तनों व उन पर विभिन्न औषधियों के प्रभाव को समझना होगा।

हम जान ही चुके हैं कि दमे के रोगी की श्वास नलिकाएँ अति संवेदनशील होती हैं और जब ये नलिकाएँ विभिन्न दमाकारकों या दमे को बढ़ावा देने वाले कारणों के संपर्क में आती हैं तो प्रतिक्रियास्वरूप इन श्वास नलिकाओं की मांसपेशियों में सिकुड़न आ जाती है, जिससे नलिकाएँ सिकुड़ जाती हैं, फलस्वरूप साँस के आने-जाने का मार्ग सँकरा हो जाता है और रोगी को साँस लेने व छोड़ने में परेशानी होने लगती है। इसके साथ ही नलिकाओं में सूजन भी आ जाती है, जो मार्ग को और भी अवरुद्ध कर

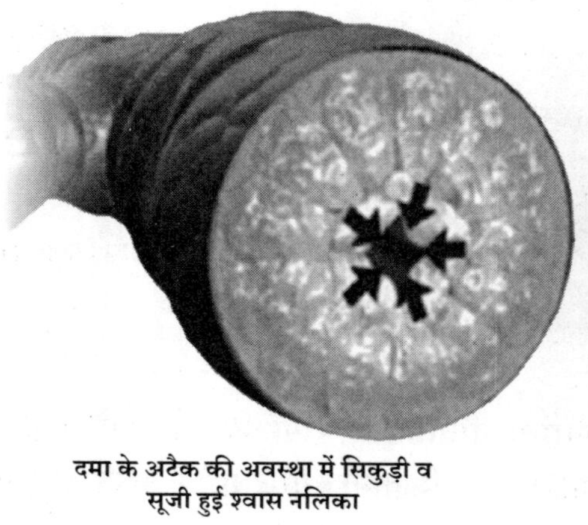

दमा के अटैक की अवस्था में सिकुड़ी व सूजी हुई श्वास नलिका

देती हैं और नलिकाओं में उपस्थित स्रावी ग्रंथियों से अधिक मात्रा में स्राव बनने लगता है, जो नलिकाओं में भर जाता है। इसी कारण रोगी को खाँसी होती है और साँस में खड़खड़ाहट होने लगती है। अब चूँकि नलिकाएँ सिकुड़ी हुई हैं इस कारण बहुत खाँसी होने पर भी थोड़ा सा बलगम निकल पाता है। बलगम निकलने पर रोगी को थोड़ी राहत महसूस होती है।

इस अवस्था में हम रोगी को विभिन्न औषधियाँ देते हैं। इन औषधियों के प्रभाव से नलिकाओं में आई सिकुड़न कम होने लगती हैं और साँस के आने-जाने का रास्ता खुलने लगता है तथा नलिकाओं में भरे बलगम को भी बाहर निकलने की जगह मिल जाती है व रोगी को साँस में आराम मिलने लगता है और कुछ समय में रोगी सामान्य हो जाता है।

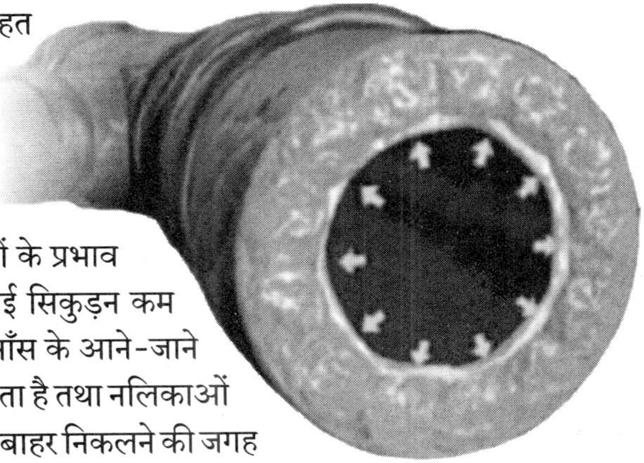

दवाईयाँ लेने के बाद सामान्य अवस्था में आती श्वास नलिका

दमा के कारण श्वास नलिकाओं में आए परिवर्तन व उन पर दवाइयों के प्रभाव

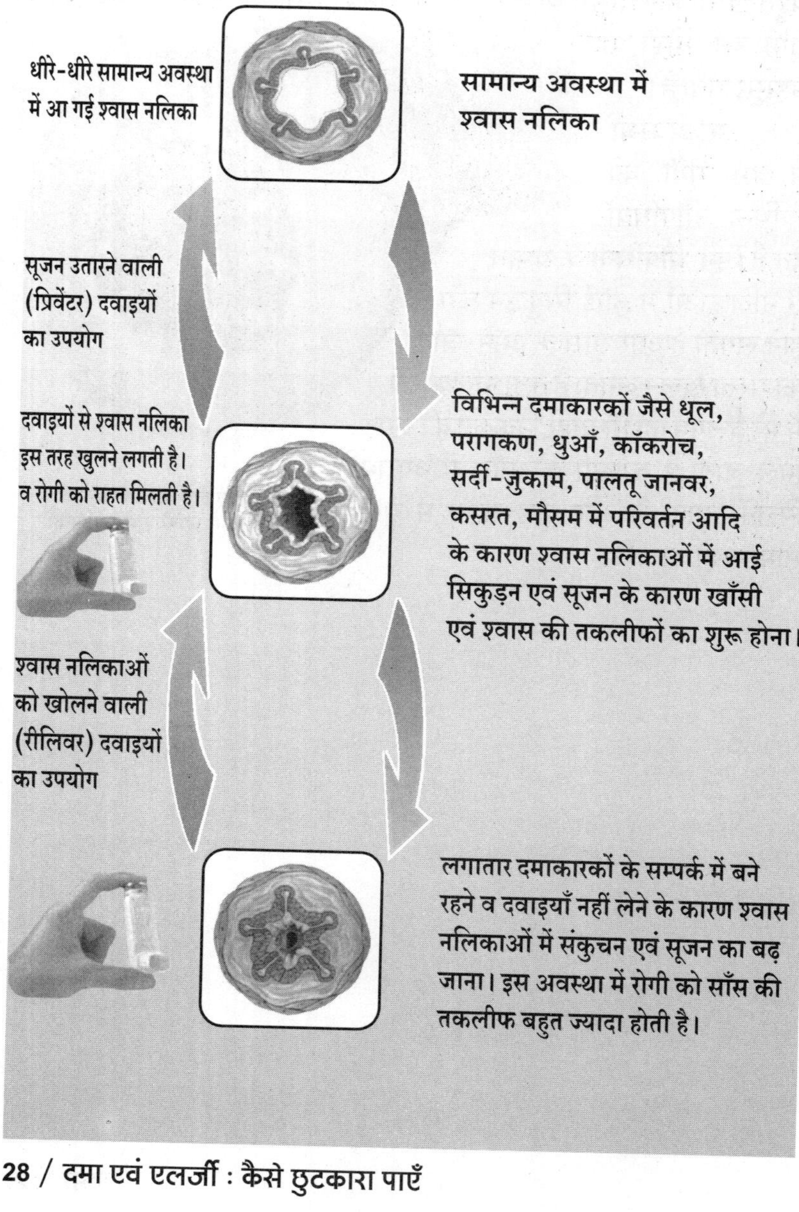

दमा के दुश्मन

- एलर्जी
- उत्तेजक
- सर्दी-ज़ुकाम
- मौसम में परिवर्तन
- संक्रमण तथा बुखार
- मानसिक स्थितियाँ
- धूम्रपान
- वाहनों का धुआँ व वातावरण का प्रदूषण
- ठण्डे पेय, आइस्क्रीम, फ्रिज में रखे खाद्य पदार्थ
- पेट की गड़बड़ी
- कार्य या पेशा
- खाद्य पदार्थों में मिलाये जाने वाले रंग व केमिकल्स
- दवाइयाँ

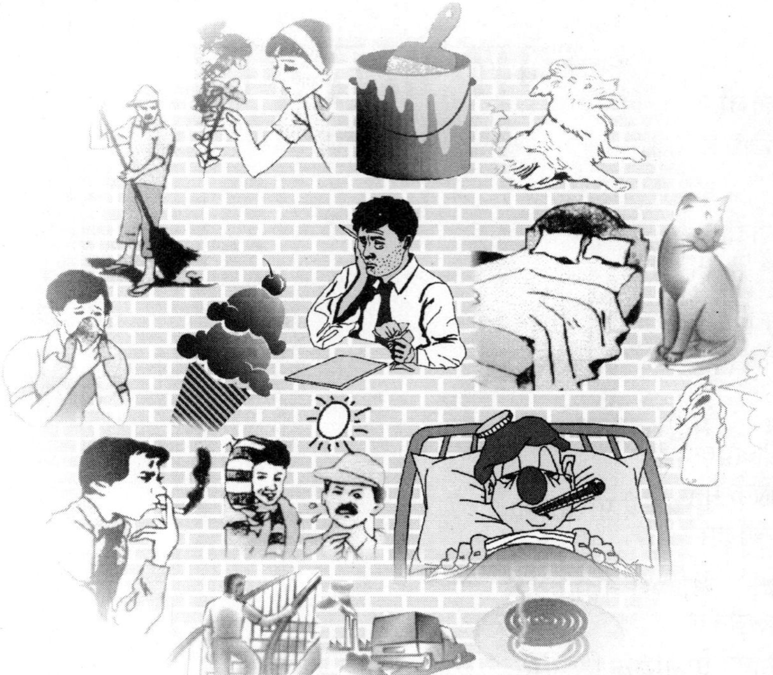

दमा के मुख्य कारक

किसी भी व्यक्ति को दमा क्यों हो जाता है इसका कोई ठोस उत्तर हमारे पास नहीं है, परन्तु इसके दो मुख्य कारण चिह्नित किए गए हैं।

वैयक्तिक कारण : आनुवांशिक रूप से दमा होने की आशंका लेकर पैदा हुए लोग। ये वैसे लोग हैं जिनके परिवार में किसी रक्त संबन्धी को दमा होता है।

बाह्य कारण : इसमें वे सभी कारण आते हैं जो रोगी के चारों ओर रहकर समय-समय पर दमे की शुरुआत करने, उसे बढ़ा देने या लम्बे समय तक ठीक न होने देने के लिए जिम्मेदार होते हैं। इन में मुख्य हैं :

(1) एलर्जी (2) उत्तेजक (3) सर्दी-ज़ुकाम (4) मौसम में परिवर्तन (5) संक्रमण तथा बुखार (6) मानसिक स्थितियाँ (7) धूम्रपान (8) वाहनों का धुआँ व वातावरण का प्रदूषण (9) ठण्डे पेय, आइस्क्रीम, फ्रिज में रखे खाद्य पदार्थ (10) पेट की गड़बड़ी (11) कार्य या पेशा (12) खाद्य पदार्थों में मिलाए जाने वाले रंग व केमिकल्स (13) दवाइयाँ आदि।

एलर्जी

एलर्जी शब्द से हम सभी भली-भाँति परिचित हैं, एलर्जी का दमे से बहुत गहरा सम्बंध है। यह बात वैज्ञानिक शोधों से अब प्रमाणित हो चुकी है।

इसका यह अर्थ नहीं है कि दमा के सभी रोगियों को एलर्जी होती ही है, हाँ ज्यादातर दमा के रोगी एलर्जी से ग्रसित रहते हैं और यह एलर्जी ही उनमें दमे की शुरुआत करने या इसकी तकलीफों को बढ़ा देने में मुख्य भूमिका निभाती है। अतः दमा के मरीजों को किन-किन चीजों की एलर्जी है, यह पता लगाना बहुत महत्वपूर्ण है।

सामान्य तौर पर हम घर या दफ्तर के अन्दर मौजूद एलर्जन्स (Indoor Allergens) या बाह्य वातावरण में मौजूद एलर्जन्स (Outdoor Allergens) के संपर्क में ही सर्वाधिक आते हैं। इनमें से कुछ सर्वाधिक महत्वपूर्ण एलर्जन्स की चर्चा हम यहाँ करेंगे।

डस्ट माईट या धूल के जीवाणु :- ज्यादातर लोग इस महत्वपूर्ण एलर्जन के बारे में जानते ही नहीं हैं। यह एक छोटा सा अतिसूक्ष्म जीव है जिसे नंगी आँखों से देखा भी नहीं जा सकता, यह **आस्तीन का साँप** रोगियों को सर्वाधिक परेशान करता है।

ये माईट्स मुख्य रूप से अँधेरी सीलन वाली जगहों व पुरानी धूल में रहते हैं। इनके पैदा होने व पनपने के लिए उमस वाला आर्द्र मौसम सबसे उपयुक्त रहता है। हमारे यहाँ बारिश के दिनों में ऐसा उपयुक्त मौसम बन जाता है और ये जीवाणु इस मौसम में बड़ी तेजी से बढ़ते हैं। इनके रहने की मुख्य जगह बिस्तर है, इसीलिए बिस्तर को डस्ट माईट का कब्रिस्तान भी कहते हैं। इन माइट्स द्वारा उत्पन्न एलर्जन बिस्तरों की धूल व पुरानी धूल में सबसे ज्यादा रहता है। इसलिए रात को सोते समय बिस्तरों के सम्पर्क में रहने से या जब कभी पुरानी धूल की सफाई की जाती है तब यह एलर्जन धूल कणों के साथ आँख,

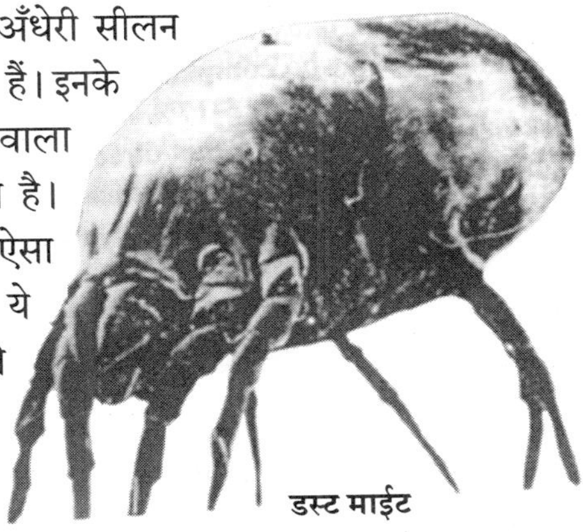

डस्ट माईट

नाक व श्वास नलिकाओं के सम्पर्क में आता है। जिन रोगियों को डस्ट माईट से एलर्जी होती है उन्हें इसके सम्पर्क से एलर्जीक रिएक्शन होती है जो छींक, ज़ुकाम, खाँसी व साँस की तकलीफ, आँखों का लाल होना व आँख, नाक, कान, गले में खुजली चलना आदि लक्षणों के रूप में सामने आती है।

उमस वाले मौसम में यदि बिस्तर की 1 ग्राम धूल निकाली जाएँ तो उस 1 ग्राम धूल में इन माईट्स की संख्या 30 से 40 हजार तक पाई जाती है, जो गर्मियों के मौसम में घटकर 6 से 10 हजार ही रह जाती है इसलिए रोगियों को सर्वाधिक परेशानियाँ बारिश के मौसम में, रात को या अल सुबह होती है और ये परेशानियाँ गर्मियों में स्वतः ही कम हो जाती हैं, क्योंकि गर्मी के कारण डस्ट माईट्स की संख्या काफी कम हो जाती है। समुद्रतटीय इलाकों में हमेशा उमस बनी रहती है अतः इन जगहों पर रोगियों को वर्षभर एक जैसी परेशानी बनी रह सकती है।

घर की धूल – यह धूल कई चीजों के मिश्रण से बनी होती है। यह भी दमे का एक मुख्य कारण है।

अनाज की धूल, पेपर की धूल, घास की धूल, कपास की धूल, थ्रेशिंग के दौरान निकलने वाली धूल आदि भी कई रोगियों में दमे का मुख्य कारण होती है।

फफूंद – घर के अन्दर या बाहर नमी वाली जगहों पर, कूलर की जालियों, एयर कंडीशनर, घर में रखे गमलों आदि पर फफूंद का पैदा होना आम बात है। इनसे भी कई रोगियों को एलर्जी पाई जाती है।

पालतू जानवर – कुत्ता, बिल्ली, गाय, भैंस, कबूतर, मुर्गी, खरगोश आदि कई पशु-पक्षियों के शरीर से निकलने वाले कई पदार्थ एलर्जी पैदा करते हैं और कई लोगों में यह दमे का मुख्य कारण होता है।

कॉकरोच – यह सुनकर आप चौंक गए होंगे कि घरों में रहने वाला यह निरीह प्राणी भी एलर्जी का कराण हो सकता है। पिछले कुछ सालों में इस पर निरन्तर शोध हुए हैं और अब यह प्रमाणित भी हो गया है कि कॉकरोच के शरीर से उत्सर्जित पदार्थों से कई लोगों को एलर्जी होती है और इन लोगों में यह ज़ुकाम और दमे का मुख्य कारण हो सकता है, तो अब यदि आपका विशेषज्ञ आपको कहे कि आपको कॉकरोच से एलर्जी है तो उसे मजाक मत समझिए।

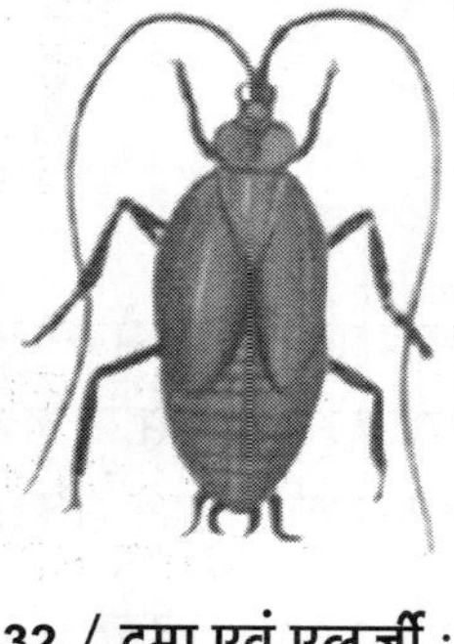

परागकण – विभिन्न पेड़-पौधों द्वारा उत्पन्न

परागकण इन पेड़-पौधों के फूलों के मौसम में सर्वाधिक मात्रा में वातावरण में आते हैं और कई लोगों में परेशानी का कारण बनते हैं। परागकणों की एलर्जी से पीड़ित मरीजों को उन परागकणों के मौसम में ही परेशानी होती है या बढ़ती है।

उत्तेजक – तेज गंध, परफ्यूम, पेन्ट कलर, वार्निश, चूना आदि की गंध, टेल्कम पाउडर, मच्छर-रोधक टिकिया या अगरबत्ती का धुआँ, एसिड का धुआँ व गंध, बघार या छोंक लगाते समय उठने वाला धुआँ आदि के संपर्क में आने से श्वास नलिकाओं में इरिटेशन पैदा होता है और वे प्रतिक्रियास्वरूप सिकुड़ जाती हैं और रोगी को साँस में तकलीफ होने लगती है।

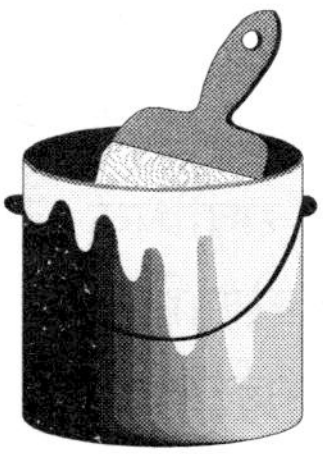

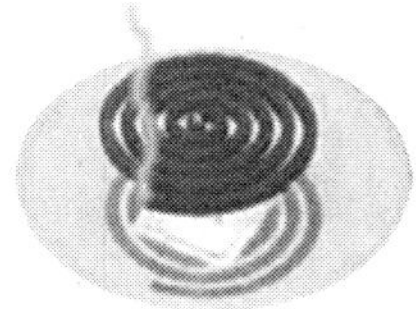

सर्दी-ज़ुकाम – हम कई रोगियों में देखते हैं कि उनके दमे की शुरुआत अक्सर ज़ुकाम से होती है। इस बात को वैज्ञानिकों ने अब प्रमाणित भी कर दिया है कि ज्यादातर मरीजों में बार-बार होने वाला ज़ुकाम देर-सवेर दमे का रूप ले लेता है। इसलिए अब एलर्जीक ज़ुकाम व दमे को 'एक वायुमार्ग-एक रोग' के रूप में देखा जा रहा है तथा इस अवधारणा से दमे की रोकथाम में काफी मदद मिल रही है। यानी यदि समय रहते एलर्जीक ज़ुकाम की रोकथाम कर ली जाए तो दमा होने से रोका जा सकता है या कम से कम इस संभावना को कम तो किया ही जा सकता है।

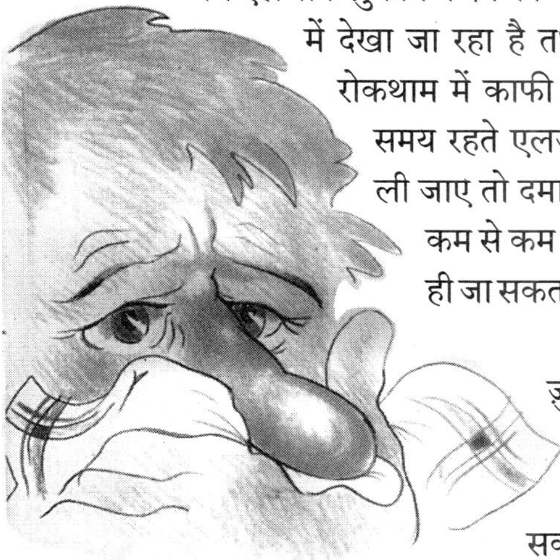

कई रोगियों में वायरस-जन्य ज़ुकाम या इन्फ्लूएन्जा के कारण भी दमे का दौरा पड़ सकता है या दमे की तकलीफ बढ़ सकती है। विशेषकर ज़ुकाम रोकने की तीव्र औषधियाँ लेने पर ज़ुकाम तो शीघ्र सूख जाता है पर इससे खाँसी व दमे की तकलीफों के बढ़ जाने की संभावनाएँ बहुत रहती हैं। बार-बार होने वाले ज़ुकाम को साधारण व्याधि समझकर ध्यान न देना काफी महँगा साबित हो सकता है।

मौसम में परिवर्तन – कई दमे के रोगी इतने संवेदनशील होते हैं कि वे मौसम में आने वाले थोड़े से भी परिवर्तन से प्रभावित होते हैं। कई लोग तो घर से बाहर देखे बगैर ही बता देते हैं कि आसमान में बादल आ गए हैं या आने वाले हैं। ऐसे रोगियों को मौसम परिवर्तन के समय अपने चिकित्सक की सलाह से तुरन्त दवाइयाँ शुरू करनी या बढ़ानी चाहिए।

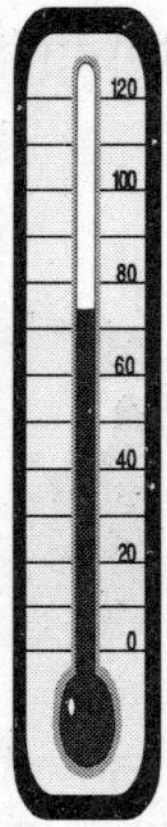

संक्रमण या इन्फैक्शन – फेफड़ों में किसी भी तरह का इन्फैक्शन होने पर दमे की शुरुआत हो सकती है या तकलीफें बढ़ सकती हैं। कई बच्चों में किसी वायरसजन्य रोग के होने के बाद श्वास नलिकाएँ अतिसंवेदनशील हो जाती हैं और बच्चे को दमे के दौरे पड़ने लगते हैं। ये दौरे तब तक होते रहते हैं जब तक इन नलिकाओं में अतिसंवेदनशीलता बनी रहती है पर कुछ समय के बाद बच्चा अपने आप ठीक हो जाता है।

मानसिक स्थितियाँ – मानसिक स्थितियों का प्रभाव पूरे शरीर पर पड़ता है। इसलिए कहा भी गया है, 'मन चंगा तो कठौती में गंगा।' मानसिक तनाव, गुस्सा, अति भावुकता के क्षण, उदासी, ज्यादा खुशी या दुःख भरी खबर और कभी-कभी तो जोर से हँसने पर भी खाँसी व दमे की तकलीफें शुरू हो जाती हैं या बढ़ जाती हैं। मानसिक स्थितियाँ भी दमे का महत्वपूर्ण कारक हैं।

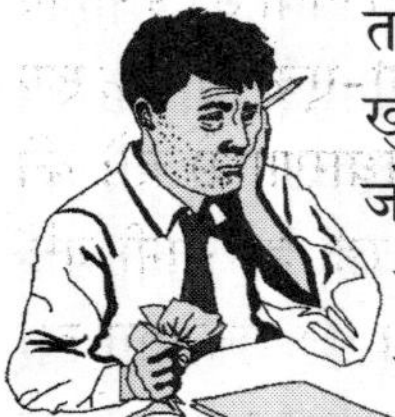

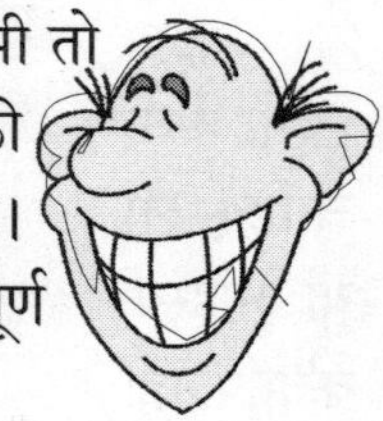

धूम्रपान – दमे के रोगियों के लिए धूम्रपान जहर हैं, क्योंकि तम्बाकू का धुआँ फेफड़ों में जाकर श्वास नलिकाओं को प्रभावित करता है और वे सिकुड़ने लगती हैं। साथ ही धूम्रपान से फेफड़ों की कार्यक्षमता भी धीरे-धीरे घटने लगती है जिससे रोगी की परेशानियाँ तेजी से बढ़ती हैं। रोगी व उसके साथ वाले लोगों को भी धूम्रपान नहीं करना चाहिए। जिस परिवार में बच्चों को दमा है उन घरों में किसी को भी धूम्रपान की इजाजत नहीं होनी चाहिए, अन्यथा बच्चों के दमे को नियन्त्रित करना कठिन हो जाता है।

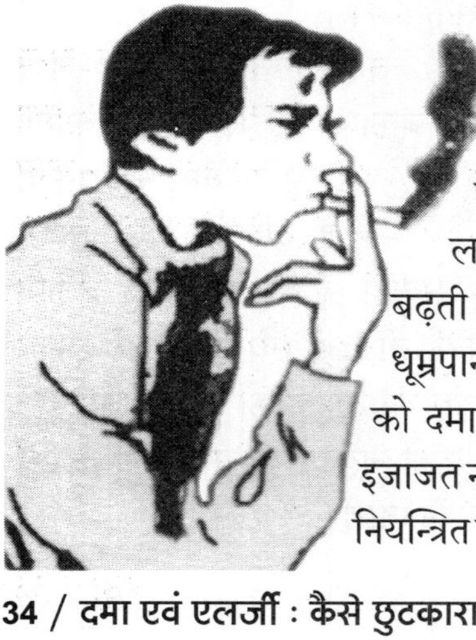

वाहनों का धुआँ तथा वातावरण का प्रदूषण – आजकल बड़े शहरों तथा महानगरों में दमे का रोग काफी बढ़ गया है, इसका मुख्य कारण वातावरण का प्रदूषण है। शहरों में वाहनों की संख्या निरंतर बढ़ती जा रही है जिससे वाहनों से निकलने वाले धुएँ की मात्रा भी काफी बढ़ गई हैं। इस धुएँ से कई मरीजों को दमे की तकलीफ बढ़ जाती है। प्रदूषण पर नियंत्रण बहुत ही जरूरी हो गया है। वरना हम दमे के बढ़ते प्रकोप को नहीं रोक पाएँगे।

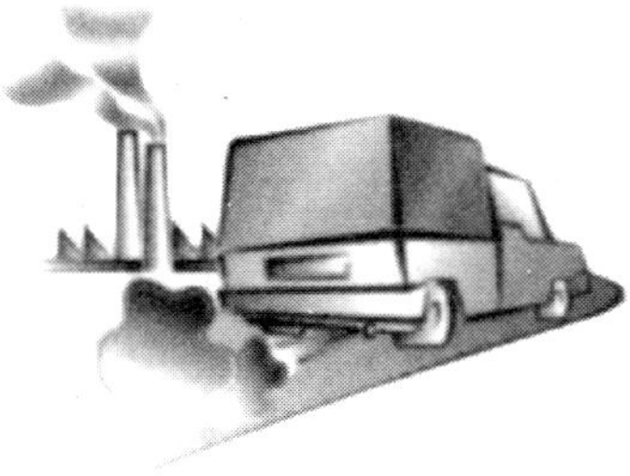

व्यक्तिगत तौर पर जिन रोगियों को इस धुएँ से परेशानी होती है उन्हें जहाँ तक हो सके भारी ट्रॉफिक वाली जगहों पर नहीं जाना चाहिए तथा धुआँ छोड़ते वाहनों के पीछे नहीं चलना चाहिए। रोड पर जाते समय नाक व मुँह को कपड़े से ढक लेने पर बचाव हो सकता है। गाँवों में लकड़ी के चूल्हे प्रदूषण का मुख्य कारण होते हैं।

ठण्डे पेय, आइस्क्रीम, फ्रिज में रखे खाद्य पदार्थ – औसतन सभी लोगों में यह भ्रान्ति है कि दमे के रोगियों को ठण्डी चीजों का सेवन नहीं करना चाहिए, लेकिन यह बात पूर्णतः सत्य नहीं है। हाँ, कुछ रोगियों में ठण्डे पेय पीने से या आइस्क्रीम खाने से दमे की परेशानियाँ बढ़ जाती हैं पर इसका यह मतलब कदापि नहीं है कि दमे के सभी रोगियों के लिए ये चीजें वर्जित हैं। जिन लोगों को ठण्डी चीजों से तकलीफ होती है सिर्फ उन्हें ही इनका सेवन नहीं करना चाहिए।

पेट की गड़बड़ी – एसीडिटी व पेट का खट्टा पानी मुँह में आने की शिकायत भी कई रोगियों में दमे का कारण हो सकती है। ऐसे रोगियों को अक्सर भारी या भरपेट खाना खाने के बाद या रात में तकलीफ बढ़ जाती है। कब्ज का भी हमारी सेहत पर बुरा असर पड़ता है। विशेषकर दमे के रोगी की परेशानियाँ कब्ज या गैस के बढ़ने से अधिक हो जाती हैं। अतः खान-पान का पूरा ध्यान रखना व कब्ज न होने देना हितकर रहेगा। रोगी को खाना-खाकर तुरन्त नहीं लेटना चाहिए व सोने के तीन घण्टे पूर्व खाना खा लेना चाहिए।

पेशा या रोजी-रोटी – कुछ पेशों में मनुष्य कई तरह के एलर्जन तथा अन्य ऐसी चीजों के सम्पर्क में आता है, जिससे दमे की तकलीफ बढ़ती है। जैसे- किसान व खेतों में काम करने वाले अन्य लोग विभिन्न परागकणों तथा कई प्रकार

की धूल के निकट सम्पर्क में रहते हैं। वैसे ही मुर्गी पालन केन्द्रों, पशु पालन केन्द्रों, चिड़ियाघरों आदि में काम करने वाले पशु-पक्षियों द्वारा उत्पन्न एलर्जन तथा बेकरी में काम करने वाले यीस्ट के संपर्क में रहते हैं। अनाज, किराना के व्यापारी, सीमेंट आदि के गोदामों में काम करने वाले, आरा मशीन चलाने वाले, दाल मिल, चावल मिल, आटा मिल वाले, कारपेट बनाने वाले, चमड़ा उद्योगों में काम करने वाले आदि कई लोग हैं जो अपने पेशों के कारण विभिन्न वस्तुओं के निकट संपर्क में आते हैं और उन्हें दमे की शिकायत हो जाती है। उनकी तकलीफ इस तरह के काम करने से यदि बढ़ती हो तो उन्हें बचाव के समुचित उपाय करने चाहिए।

खाद्य पदार्थों में मिलाए जाने वाले रंग व केमिकल्स – जमाना तेजी से आगे बढ़ रहा है और खान-पान में फास्ट फुड का चलन काफी बढ़ गया है, परन्तु इन खाद्य पदार्थों में मिलाए जाने वाले रंग व प्रिजरवेटिव कई बार दमे के मरीजों के लिए घातक सिद्ध होते हैं। रंगीन दवाइयाँ भी इस दुष्प्रभाव से अछूती नहीं हैं। अतः रोगियों को सावधानी रखनी चाहिए व कभी किसी रंग या केमिकल से उन्हें तकलीफ हो तो भविष्य में वह चीज बिल्कुल खाने में न आए इसका पूर्ण ख्याल रखें।

दवाइयाँ – दमे के कुछ रोगियों को दवाइयों से बहुत ही तीव्र रिएक्शन होता है और कई बार तो इनसे उत्पन्न दमे का अटैक इतना जबरदस्त होता है कि रोगी की जान भी जा सकती है।

विशेष रूप से दर्द निवारक दवाइयाँ (एस्प्रीन, आयबुप्रोफेन आदि) से दमे का भयंकर अटैक हो सकता है। अतः दमे के रोगियों को बगैर चिकित्सक की सलाह के कोई भी दर्द निवारक दवा नहीं लेना चाहिए। ब्लडप्रेशर व हृदयरोग में उपयोग की जाने वाली बीटा ब्लॉकर दवाइयाँ भी दमे के रोगी के लिए घातक हो सकती हैं। अतः रोगी को यह बात स्पष्ट रूप से चिकित्सक को बता देनी चाहिए कि उसे दमा है और यदि पहले कभी किसी दवाई का रिएक्शन हुआ हो तो वह भी चिकित्सक को अवश्य बताना चाहिए। जिन्हें किसी दर्द निवारक दवा से पूर्व में रिएक्शन हो चुका हो उन्हें भूलवश भी वह दवा नहीं लेना चाहिए वर्ना जान के लाले पड़ सकते हैं।

दमा को जानिए

दमा का सम्पूर्ण निदान

दमे को पूर्णतः नियन्त्रित रखने के लिए सिर्फ इतना जान लेना ही काफी नहीं है कि रोगी को दमा है। दमे के सम्पूर्ण निदान का अर्थ है जब भी किसी रोगी में दमे का निदान हो तब -

- दमा किस अवस्था (हल्का, मध्यम, तीव्र) में है?
- फेफड़ों की स्थिति क्या है? व दमे के कारण इनमें आए परिवर्तन किस हद तक पुनः सामान्य होने की दशा में हैं अर्थात रिवर्सिबलिटी कितनी है।
- दमे के साथ फेफड़ों में कोई और रोग तो नहीं है?
- रोगी का दमा किन-किन परिस्थितियों में व किन-किन कारणों से घटता-बढ़ता है?
- रोगी को अन्य कोई रोग तो नहीं है? आदि बातों की जानकारी भी दमे के निदान के साथ होनी चाहिए ताकि दमे को नियन्त्रित करने में हर मोर्चे पर लड़ा जा सके।

दमे का सम्पूर्ण निदान निम्न बिन्दुओं पर आधारित रहता है :

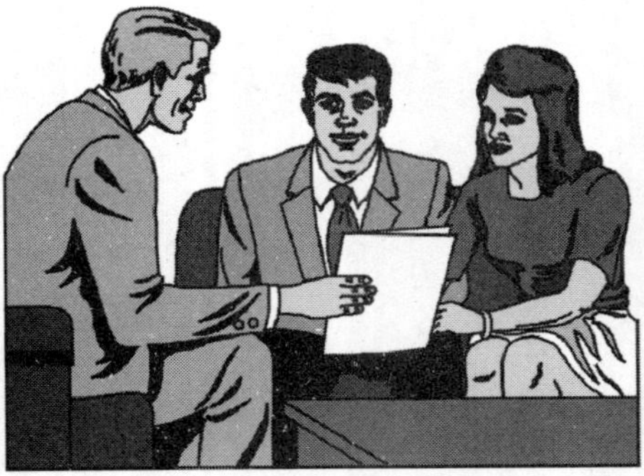

रोगी का विस्तृत इतिहास :- रोगी को अपने रोग की विस्तृत जानकारी चिकित्सक को देनी चाहिए व चिकित्सक द्वारा पूछे गये हर प्रश्न का जवाब ठीक-ठीक देना चाहिए, क्योंकि इन्हीं जानकारियों के आधार पर आपके रोग का सही निदान किया जाता है। इसके लिए कई तरह की प्रश्नावलियों का प्रयोग भी किया जाता है। सामान्यतः निम्न प्रश्नों का उत्तर जानना महत्वपूर्ण होता है।

- **क्या आपको पहले कभी साँस में परेशानी हुई है व उस दौरान छाती में सीटी जैसी आवाज (Wheez) भी आती है?**
- **क्या आपको कभी लम्बे व तकलीफदेह खाँसी के दौरे पड़े हैं, विशेषकर रात्रि में?**

- **क्या आपको श्रम या कसरत करने या दौड़ने से खाँसी होना या साँस फूलना व साँस में आवाज आने की शिकायत होती है?**
- **क्या आपको किसी विशेष मौसम में, या एलर्जन्स (धूल, परागकण, पुरानी धूल आदि) के सम्पर्क में आने पर साँस में आवाज, खाँसी या छाती में जकड़न व साँस में तकलीफ होने की शिकायत होती है?**
- **क्या आपका ज़ुकाम छाती में उतर जाता है व इसे ठीक होने में 10 दिन से अधिक समय लगता है?**
- **क्या आपको दमे की दवाइयाँ लेने से राहत मिलती है?**
- **क्या कभी आपकी नींद अचानक खाँसी या साँस के दौरे के कारण खुलती है?**

आदि ऐसे प्रश्न हैं जिनका उत्तर यदि **हाँ** है तो निश्चित ही आपको दमा है। इसके पश्चात् रोगी की पारिवारिक जानकारी भी महत्वपूर्ण है।

पारिवारिक जानकारी :- यदि रोगी के परिवार में कोई व्यक्ति दमे से पीड़ित है तो उसे दमा होने की संभावनाएँ प्रबल होती हैं। यदि परिवार में माता-पिता, भाई-बहिन या अन्य रक्त सम्बंधियों में दमा, एक्जिमा, एलर्जिक ज़ुकाम आदि रोग हैं तो उस व्यक्ति को दमा होने की संभावना सामान्य लोगों की अपेक्षा लगभग 25 प्रतिशत अधिक रहती है। इसी प्रकार यदि माता-पिता दोनों को ही दमा है तो उनके बच्चों को दमा होने की संभावना अन्य बच्चों की अपेक्षा 60 से 75 प्रतिशत तक ज्यादा होती है।

इसके बाद रोगी के वातावरण (जहाँ वह रहता है व काम करता है) की जानकारी ली जाती है। इस जानकारी से कई बार रोग के कारणों का पता चल जाता है जिससे दमे को नियन्त्रित करने में बहुत आसानी हो जाती है।

अब तक किए गए उपचारों की जानकारी :- अब तक आपने क्या-क्या उपचार लिया है व क्या-क्या जाँचें हुई हैं, इसकी जानकारी भी ली जाती है। अतः आप अपना पुराना चिकित्सा सम्बंधी रिकार्ड चिकित्सक को अवश्य दिखाएँ।

इन जानकारियों के आधार पर आपके रोग का निदान होता है। फिर इसे कुछ परीक्षणों द्वारा सुनिश्चित किया जाता है। तत्पश्चात् रोग के कारण, रोग की अवस्था व दवाइयों से हो सकने वाले संभावित सुधार व रोग की रोकथाम कैसे की

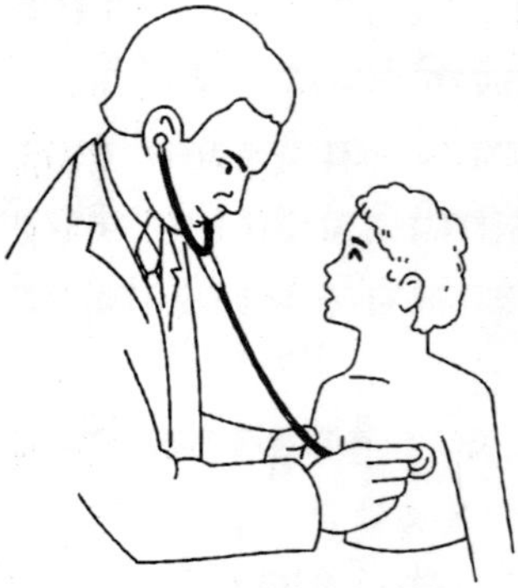

जाए आदि निर्णय लिए जाते हैं।

परीक्षण :- सर्वप्रथम चिकित्सक द्वारा रोगी की पूरी जाँच की जाती है। इसके पश्चात् कुछ महत्वपूर्ण टेस्ट आवश्यकतानुसार किए जाते हैं। इनमें -

- रक्त की जाँच
- बलगम व नासिका के स्त्राव की जाँच
- छाती व सायनस का एक्स-रे
- कार्डियोग्राम

आदि सामान्य जाँचें हैं। परन्तु साँस की तकलीफों व दमे के लिए सर्वाधिक महत्वपूर्ण जाँच है **स्पायरोमेट्री एवं पीकफ्लो की जाँच।**

स्पायरोमेट्री

जिस तरह कई क्रॉनिक बीमारियों जैसे हृदय रोग, उच्च रक्तचाप, मधुमेह आदि के निदान व मॉनिटरिंग के लिए कार्डियोग्राम (ECG), ब्लडप्रेशर नापना या खून में शक्कर की जाँच करना अनिवार्य है। वैसे ही दमे के निदान व मॉनिटरिंग के लिए स्पायरोमेट्री व पीकफ्लो की जाँच महत्वपूर्ण है। विशेषज्ञ आपकी स्पायरोमेट्री के ग्राफ व आँकड़ों को पढ़कर आपके फेफड़ों की दशा का पता लगाते हैं। भविष्य में उपचार से आपके फेफड़ों की स्थिति में कितना सुधार आ सकता है या कितनी राहत मिल सकती है, इसकी भी जानकारी इस जाँच से मिल जाती है।

आजकल स्पायरोमेट्री पूरी तरह कम्प्यूटराइज्ड मशीन (स्पायरोमीटर) द्वारा की जाती है। यह बहुत ही सरल जाँच है।

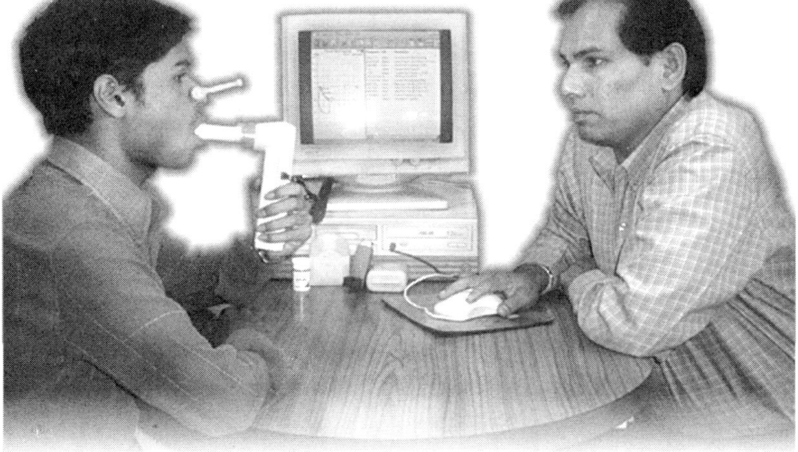

जिस व्यक्ति के फेफड़ों की कार्यक्षमता की जाँच करनी है वह फेफड़ों में पूरी साँस भर कर अपनी पूरी ताकत से साँस स्पायरोमीटर में फूँकता है व तब तक फूँकता जाता है जब तक साँस पूरी न निकल जाए। पूरी साँस निकल जाने पर व्यक्ति जोर से पुनः स्पायरोमीटर में से ही साँस वापस खींचता है। फिर कम्प्यूटर सारी गणनाएँ करता है व बता देता है कि व्यक्ति की श्वास लेने की क्षमता (वायटल केपेसिटी) कितनी है, तेजी से साँस छोड़ने पर, पहले एक सेकण्ड में, कितनी साँस बाहर निकलती है (FEV_1), इसके अलावा कई अन्य पेरामीटर्स भी कम्प्यूटर बताता है जिनको देख कर व्यक्ति के फेफड़ों के स्वास्थ्य के बारे में निष्कर्ष निकाले जाते हैं व इन निष्कर्षों के आधार पर उपचार की रूपरेखा तैयार की जाती है।

यदि व्यक्ति की पहले सेकण्ड में साँस छोड़ने की क्षमता (FEV_1) कम है तो यह उसकी श्वास नलिकाओं में संकुचन (Spasm) का सूचक है। ऐसे व्यक्ति को नेबुलाइजर या अन्य साधनों से एरॉसॉल के रूप में ब्रोंकोडायलेटर दवाई दी जाती है व 15 से 30 मिनट बाद पुनः जाँच की जाती है। इससे कई महत्वपूर्ण जानकारियाँ मिलती हैं :-

(1) यदि दवाई देने के बाद FEV_1 15% या अधिक बढ़ जाता है तो रोगी को दमा है, यह सुनिश्चित हो जाता है।

(2) FEV_1 में कुल कितनी बढ़ोतरी हुई है इस पर रोगी को दी जाने वाली

दवाओं व उनकी मात्रा तथा दवा कितने समय तक देनी होगी, इसका निर्धारण किया जाता है।

(3) ब्रोंकोडायलेटर दवा देने के बाद 15 से 30 मिनट में FEV_1 यदि पूरी तरह से नार्मल हो जाता है तो रोगी के फेफड़ों की नलिकाओं में आया संकुचन पूर्णतः सामान्य होने योग्य (फुल्ली रिवर्सिबल) है अतः रोगी को कुछ समय तक ही दवाइयाँ लेनी होंगी।

(4) यदि 30 मिनट के बाद भी FEV_1 में आशातीत सुधार नहीं होता है तो यह सुनिश्चित हो जाता है कि रोगी का दमा क्रॉनिक या पुराना है व उसकी श्वास नलिकाओं में संकुचन के साथ-साथ सूजन भी है व नलिकाओं में कठोरता आ गई है। अतः रोगी को ब्रोंकोडायलेटर दवाओं के साथ-साथ एन्टी इन्फ्लेमेट्री दवाओं (कार्टिसोन) के एरॉसॉल भी देने होंगे। तीन से छः माह तक ये दवाइयाँ लगातार देने के बाद पुनः स्पायरोमेट्री की जाती है। इस बार के परिणाम यदि 100% ठीक हैं तो यह बताता है कि रोगी के फेफड़े बिल्कुल ठीक हैं उनमें कोई स्थायी क्षति नहीं हुई है पर यदि परिणाम 100% नहीं है तो जितनी कमी रह गई वह स्थायी क्षति है जिसे अब दवाइयों से दूर नहीं किया जा सकेगा, ऐसा माना जा सकता है।

(5) यदि वायटल केपेसिटी (FVC) या फेफड़ों में साँस भरने की क्षमता कम आ रही है तो यह कई तरह की बीमारियों का द्योतक है, जैसे- COPD, इम्फायसिमा, क्रॉनिक ब्रोंकायटिस, फेफड़ों में फायब्रोसिस आदि। इन बीमारियों के कारण फेफड़ों का थोड़ा या ज्यादा हिस्सा खराब हो गया है, ऐसा माना जा सकता है।

अतः श्वास की तकलीफों से पीड़ित रोगियों की स्पायरोमेट्री जाँच अवश्य होनी चाहिए। ताकि हमें रोग की गंभीरता का व दवाइयों से हो सकने वाले सम्भावित सुधारों का पता लग सके व रोगी को सही दवा सही मात्रा में सही समय तक दी जा सके।

पीकफ्लो की जाँच

पीकफ्लो का अर्थ है व्यक्ति कितनी तेजी से साँस छोड़ सकता है। इसे हम व्यक्ति की तेजी से साँस छोड़ने की क्षमता भी कह सकते हैं पीकफ्लो साँस नलिकाओं के आन्तरिक व्यास यानी नलिकाओं के खुलेपन पर निर्भर करता है। जब साँस नलिकाएँ बिल्कुल सामान्य अवस्था में व पूर्णतः खुली हुई होंगी तब रोगी का पीकफ्लो सर्वाधिक होगा। जब श्वास नलिकाओं में सिकुड़न होगी तब पीकफ्लो सिकुड़न के अनुपात में कम हो जाएगा। अर्थात नलिकाओं में जितनी अधिक सिकुड़न होगी रोगी को उतनी ही अधिक दमे की तकलीफें होंगी और उसका पीकफ्लो उस अवस्था में उतना ही कम होगा। व्यक्ति का पीकफ्लो उसकी उम्र एवं ऊँचाई पर निर्भर करता है।

उदाहरण के रूप में हम देखते हैं कि 5 फीट 6 इंच की ऊँचाई के 30 वर्षीय पुरुष का सामान्य पीकफ्लो 600 के करीब होना चाहिए।

पूर्णतः खुली श्वास नलिकाएँ
पीकफ्लो 600

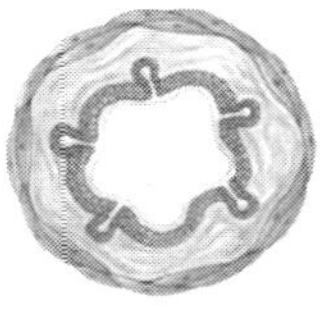

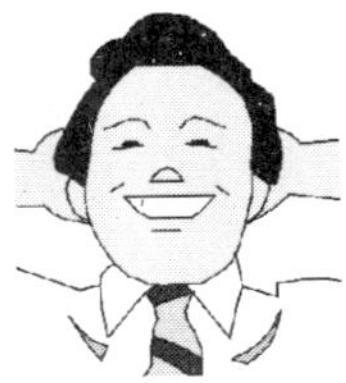

सामान्य स्थिति

दमे के कारण थोड़ी सिकुड़ी
श्वास नलिकाएँ
पीकफ्लो 400

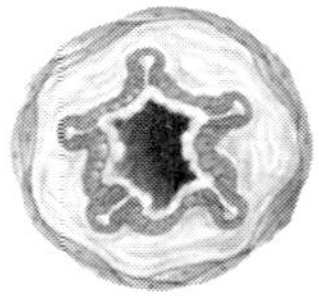

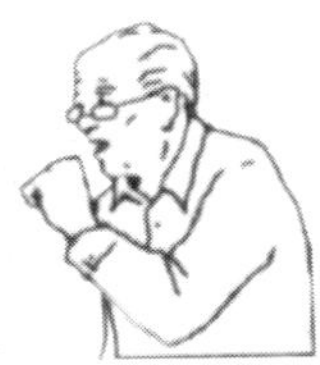

श्वास व खाँसी की
तकलीफों की शुरुआत

दमे के अटैक की अवस्था में बहुत
ज्यादा सिकुड़ी श्वास नलिकाएँ
पीकफ्लो 150 या इससे भी कम

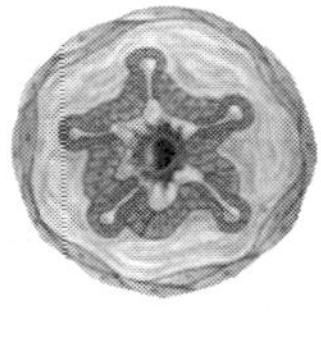

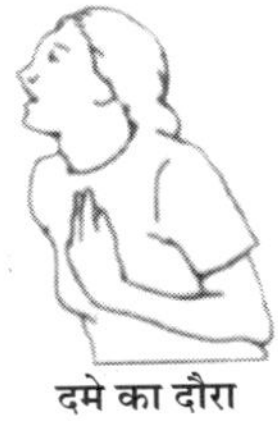

दमे का दौरा

पीकफ्लो कैसे नापते हैं? :- पीकफ्लो एक बहुत ही साधारण यन्त्र से नापा जाता है इसे **पीकफ्लो मीटर** कहते हैं। पीकफ्लो मीटर के माऊथ पीस को ठीक से मुँह के अन्दर रख लें व इसे होंठों से सब तरफ से अच्छी तरह से बन्द कर लें, ताकि साँस छोड़ते समय कहीं से हवा लीक न हो। इसके बाद गहरी साँस अन्दर खीचें और उसे पूरी ताकत से व जितनी तेजी से फूँक सकते हैं उतनी तेजी से पीकफ्लो मीटर में फूँकें। पीकफ्लो मीटर में लगा सूचक जिस अंक पर जाकर ठहरता है वह आपका पीकफ्लो है। इस प्रक्रिया को तीन बार कीजिए और जो सर्वाधिक रीडिंग हो उसे नोट कर लीजिए यही आपका उस समय का पीकफ्लो है।

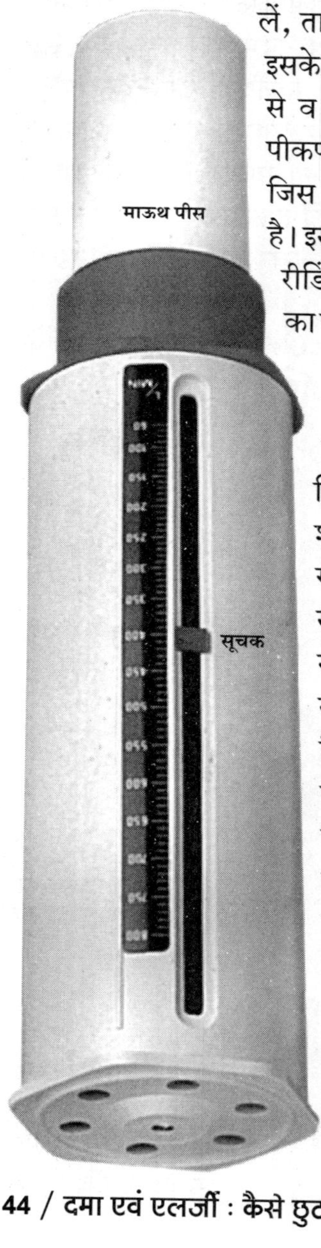

रोगी जब पूर्णतः स्वस्थ होता है तब उसका पीकफ्लो सर्वाधिक होता है, क्योंकि रोगी को साँस छोड़ने में कोई रुकावट नहीं हो रही होती है। नियमित पीकफ्लो की जाँच करने से हमें दमे की शुरुआत या नलिकाओं में शुरू हुई हल्की सी रुकावट का भी पता चल जाता है, जिसे रोगी सामान्यतः महसूस भी नहीं कर पाता। अर्थात यदि रोगी का पीकफ्लो उसके उच्चतम पीकफ्लो (जो सामान्य अवस्था में रहता है) से कम होने लगता है तो हम यह जान लेते हैं कि रोगी को दमे की तकलीफ शुरू हो गई है, जबकि ज्यादातर रोगी इस अवस्था में कोई परेशानी महसूस नहीं करते। इसका कारण यह है कि बार-बार होने वाली साँस की तकलीफों के कारण रोगी की सहनशक्ति बढ़ जाती है व उसे थोड़ी-बहुत रुकावट का आभास भी नहीं होता और इसलिए वह न तो दवाइयाँ लेता है न ही चिकित्सक को दिखाता है। यह स्थिति लम्बे समय तक बनी रहने पर साँस की नलिकाओं में स्थायी परिवर्तन आने लगते हैं

पीकफ्लो की जाँच करने का तरीका

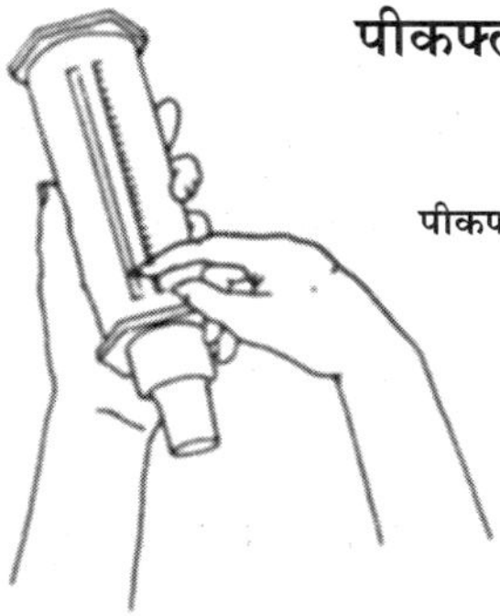

पीकफ्लो मीटर के पॉइन्टर (सूचक)
को शून्य पर ले आएँ।

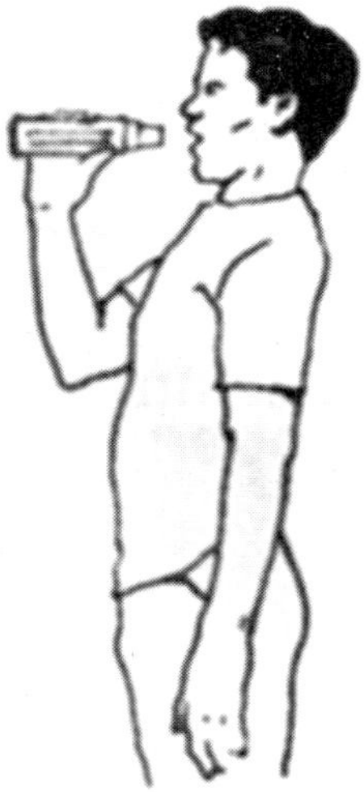

एक गहरी साँस अंदर भर लें व पीकफ्लो मीटर के
मुँह वाले भाग को ठीक से मुँह के अंदर रख लें
व होठों से सब तरफ से दबा लें, ताकि हवा लीक न हो।

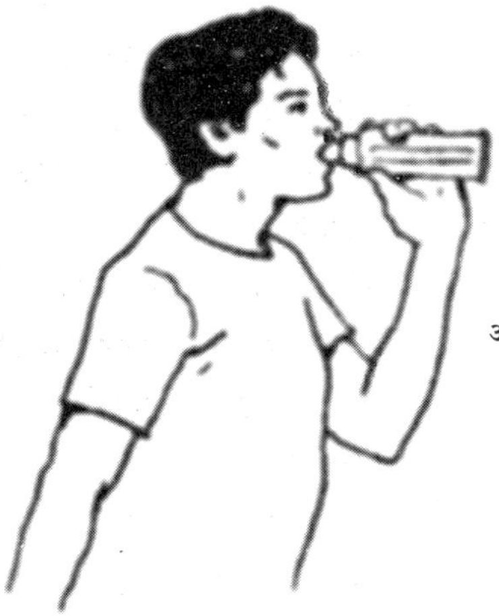

अब पूरी ताकत से पीकफ्लो मीटर
में साँस फूँकिए।

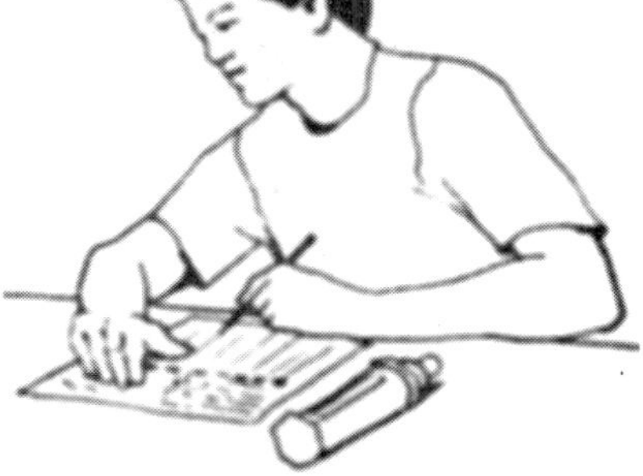

पीकफ्लो मीटर का पॉइन्टर जिस अंक पर
जाकर रुका है वह आपका पीकफ्लो है।
यही प्रक्रिया तीन बार कीजिए,
जो सर्वाधिक रीडिंग हो उसे नोट कर लीजिए।

और वे ऐसी स्थिति में पहुँच जाती हैं कि फिर दवाइयों से भी नहीं खुलती। परिणामस्वरूप रोगी की परेशानियाँ स्थायी हो जाती हैं। नियमित पीकफ्लो की जाँच कर उसके आधार पर चिकित्सक द्वारा बताए गए उपचार को लेने से ऐसी अप्रिय स्थिति से बचा जा सकता है।

बाजार में कई तरह के पीकफ्लो मीटर उपलब्ध हैं। आप अपनी सुविधा के अनुसार इनमें से कोई भी चुन सकते हैं। दमे के सभी रोगियों को, जो इस रोग को पूर्णतः नियन्त्रित रखना चाहते हैं, पीकफ्लो मीटर का नियमित उपयोग करना ही चाहिए।

रोगी के एलर्जी स्टेटस की जानकारी :- दमे के संपूर्ण निदान में रोगी के एलर्जी स्टेटस की जानकारी बहुत महत्वपूर्ण होती है, क्योंकि ज्यादातर रोगियों में दमे का एक मुख्य कारण होता है, विभिन्न चीजों की 'एलर्जी'। रोगी के विस्तृत इतिहास व एलर्जी टेस्ट से रोग के कारणों की बहुत ही उपयोगी जानकारियाँ मिल जाती हैं। जिनके आधार पर रोगी उन चीजों से बचकर व परहेज करके दमे में काफी राहत पा सकता है। साथ ही आवश्यक हुआ तो रोगी को इम्यूनोथेरेपी भी दी जाती है, जिससे रोगी को एलर्जी को नियन्त्रित करने में बहुत मदद मिलती है। एलर्जी टेस्ट व इम्यूनोथेरेपी का वर्णन विस्तार से आगे किया गया है।

ब्रोंकियल प्रोवोकेशन टेस्ट :- दमे के निदान में यह भी एक महत्वपूर्ण जाँच है। इस टेस्ट से रोगी की श्वास नलिकाओं में आई अतिसंवेदनशीलता या हायपरसेंसिटिविटी का पता चल जाता है। सामान्यतः यह टेस्ट हिस्टामिन या मिथाकॉलिन नामक केमिकल की निश्चित मात्रा साँस द्वारा फेफड़ों में पहुँचा कर की जाती है। इस केमिकल के श्वास नलिकाओं में जाने से यदि वे सिकुड़ जाती हैं तो यह कहा जाता है कि रोगी की श्वास नलिकाएँ अतिसंवेदनशील हैं, जो दमे की निशानी है।

किन्हीं विशेष चीजों के प्रति भी यदि रोगी की श्वास नलिकाएँ संवेदनशील हों तो इस टेस्ट से उनका भी पता लगाया जा सकता है, परन्तु यह टेस्ट रोगी को हॉस्पिटल में भर्ती करके ही किया जाता है व साथ ही टेस्ट के दौरान दमे के गंभीर अटैक का खतरा भी रहता है। अतः इस टेस्ट का उपयोग सामान्यतः रिसर्च टूल के रूप में ही किया जाता है।

इन सारी जानकारियों के आधार पर रोगी के दमे का सम्पूर्ण निदान किया जाता है। इन्हीं के आधार पर दमे के प्रबंधन की पूरी रूपरेखा बनाई जाती है।

दमा के साथ कैसे रहें?

दमा एक क्रॉनिक रोग है, जो ज्यादातर मरीजों में जीवनभर बना रहता है, हाँ, तकलीफ कम या ज्यादा होती रहती है पर दमा पूर्णतः ठीक नहीं होता, शायद इसीलिए यह उक्ति प्रचलित है कि 'दमा दम के साथ ही जाता है।'

कुछ हद तक यह बात सही भी है परन्तु इसका मतलब यह नहीं है कि जिन को दमा हो गया है, उन्हें अब जीवनभर इसके कष्ट भोगने ही पड़ेंगे। आज दमे के बारे में जितनी वैज्ञानिक जानकारियाँ व उपचार के साधन हमारे पास हैं, उनका यदि सही तरह से उपयोग किया जाए तो कोई भी रोगी दमे को पूर्णतः नियन्त्रण में रखकर बिल्कुल सामान्य व्यक्तियों की तरह अपना जीवन निर्बाध जी सकता है।

अन्य क्रॉनिक रोग जैसे उच्च रक्तचाप, डायबिटीज आदि की तरह दमे का भी ठीक से प्रबंधन किया जाए तो हम इस रोग को पूर्णतः नियन्त्रण में रख सकते हैं। अतः दमे का सिर्फ उपचार करना ही काफी नहीं होता, इसका व्यवस्थित मैनेजमेन्ट किया जाना चाहिए ताकि दमे के कारण रोगी व उसके परिवार को जो शारीरिक, मानसिक, सामाजिक व आर्थिक परेशानियाँ झेलनी पड़ती है उन्हें काफी हद तक कम किया जा सके। इस तरह हम दमे के साथ रहकर भी लंबी जिंदगी गुजार सकते हैं।

दमा का प्रबन्धन

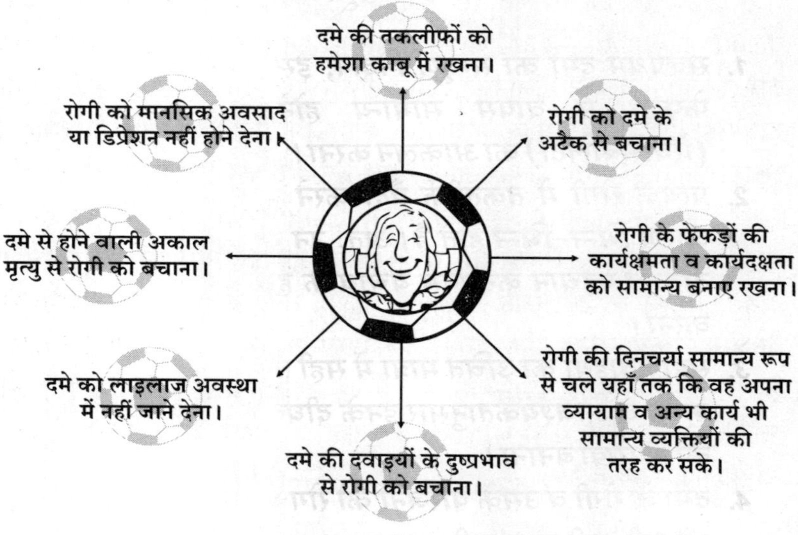

रोगी यदि योग्य चिकित्सक के मार्गदर्शन में अपनी चिकित्सा करवाता है व चिकित्सक के सुझावों का ठीक से पालन करता है तो दमा पर नियत्रंण पाया जा सकता है। **आवश्यकता सिर्फ दमे को परास्त करने के एक दृढ़ संकल्प की है।**

दमा को ठीक तरह से काबू में रख कर रोगी अपना जीवन पूर्णतः सामान्य जी सके इसके लिए दमा के प्रभावी नियत्रंण की रूपरेखा प्रत्येक रोगी के लिए उसकी आवश्यकता, समझ, आर्थिक स्थिति, संसाधनों की उपलब्धता, शारीरिक व मानसिक अवस्था आदि को ध्यान में रखकर बनाई जाती है, ताकि रोगी रोग नियत्रंण में अपना पूर्ण सहयोग दे सके, क्योंकि रोगी के सहयोग के बगैर दमा को ठीक से काबू में रखा ही नहीं जा सकता है।

दमा का प्रभावी नियत्रंण करने के लिए निम्न बिन्दुओं को ध्यान में रखकर एक दीर्घकालीन रूपरेखा बनाई जाती है :-

नियत्रंण के सूत्र

1. *सर्वप्रथम दमा का सम्पूर्ण निदान, इसकी अवस्था व फेफड़ों में वापस सामान्य होने की क्षमता (रिवर्सिबलिटी) का आकलन करना।*
2. *प्रत्येक रोगी में तकलीफें पैदा करने या बढ़ाने वाले कारण भिन्न-भिन्न होते हैं। अतः उन सारे कारणों को ठीक से पहचान कर उनसे बचाव के हर सम्भव उपाय करना।*
3. *सही दवाइयों का उचित मात्रा में सही तरीके से उपयोग करना व आवश्यकतानुसार इनके दीर्घकालीन उपयोग की रूपरेखा बनाना।*
4. *दमा के रोगी व उसके परिजनों को रोग व इसके प्रबंधन की पूरी-पूरी जानकारी देकर प्रबन्धन में रोगी व उसके परिजनों की सक्रिय भागीदारी सुनिश्चित करना।*
5. *समय-समय पर तकलीफों में होने वाली घट-बढ़ को समय रहते पहचानना व इनका ठीक से उपचार करना। दमा की विभिन्न अवस्थाएँ (दमे का वर्गीकरण) व उनके अनुसार उपचार।*
6. *दमा में सहायक उपचारों को विवेकपूर्ण तरीके से अपनाना।*

दमा का सम्पूर्ण निदान :-

दमा किस अवस्था में है यह सुनिश्चित करना व दमे के कारण फेफड़ों में आए परिवर्तनों का पता लगाना तथा ये परिवर्तन कितने रिवर्सीबल या पुनः सामान्य होने योग्य हैं, इसे स्पायरोमेट्री जाँच या पीकफ्लो मानिटरिंग से सुनिश्चित करना। यदि इस तरह की जाँचें उपलब्ध नहीं हो तो रोगी की तकलीफें व उन पर दमे की दवाइयों का प्रभाव अर्थात दमे की दवाइयों से रोगी को कितनी राहत मिलती है व कितनी दवाइयों की आवश्यकता होती है, इसका ठीक से रिकार्ड रख कर भी रिवर्सिबलिटी का काफी हद तक पता लगाया जा सकता है।

दमा पैदा करने व उसे बढ़ाने वाले कारकों से बचाव :- दमा को ठीक से काबू में करने के लिए पहली शर्त है - रोगी की तकलीफें पैदा करने वाले व उसे बढ़ा देने वाले कारणों का ठीक-ठीक पता लगाया जाए व इन कारणों के सम्पर्क में आने से रोगी को हर सम्भव तरीके से बचाया जाए, ताकि रोगी को इन कारणों से होने वाली दमा की तकलीफें न हों। इसे हम दमा के प्रबन्धन की सबसे महत्वपूर्ण सीढ़ी कह सकते हैं।

दवाइयों का उचित, सही व दीर्घकालीन उपयोग की रूपरेखा बनाना :- बचाव के सारे उपाय करने के पश्चात् बारी आती है दवाइयों की। आज हमारे पास दमा की बहुत ही प्रभावी व सुरक्षित दवाइयाँ उपलब्ध हैं, जिनका यदि न्यायसंगत उपयोग किया जाए तो ज्यादातर रोगी दमा को पूरी तरह से काबू में रख कर उम्रभर सामान्य जीवन जी सकते हैं। आइए, अब हम इस विषय को विस्तार से समझते हैं ताकि दवाइयों के प्रति व्याप्त विभिन्न तरह के भय व गलत धारणाओं का समाधान हो सके व रोगी बगैर किसी भय व संकोच के इन आधुनिक और बहुत ही प्रभावी व पर्याप्त सुरक्षित दवाइयों का सही उपयोग कर लाभान्वित हो सके।

चूँकि दमा एक क्रॉनिक व असाध्य रोग है और इसे सिर्फ दवाइयों से पूरी तरह ठीक नहीं किया जा सकता। यह रोगी के शरीर में और विशेष रूप से उसके श्वसनतन्त्र में आया परिवर्तन है, जिसके कारण उसकी श्वास नलिकाओं की संवेदनशीलता समय-समय पर घटती-बढ़ती रहती है और इस कारण कई रोगियों को कभी तो साँस की बहुत तकलीफ होती है और कभी-कभी कुछ दिनों से लेकर महीनों या वर्षों तक कोई तकलीफ ही नहीं होती इसे **रेमिशन पीरियड** कहा जाता है। यह रेमिशन पीरियड किस मरीज में कितने समय का रहेगा इसका अन्दाजा

लगाना बहुत ही कठिन है।

दमा के रोगी उच्च रक्तचाप, डायबिटीज आदि से ग्रसित रोगियों से भाग्यशाली हैं, क्योंकि उच्च रक्तचाप या डायबिटीज होने के बाद इनमे कोई रेमिशन पीरियड नहीं आता, जब रोगी बगैर किसी दवाई या अन्य उपायों के ठीक रह सके, उसे उम्रभर दवाइयाँ लेनी ही पड़ती हैं। दमा के ज्यादातर रोगियों को सिर्फ समय-समय पर दवाइयों की आवश्यकता होती है, हमेशा नहीं। हाँ, यदि रोगी इस रोग को गंभीरता से नहीं लेता व इसका सही उपचार व पूर्ण प्रबन्धन नहीं करता है या ऐसे सलाहकारों जिन्हें इस रोग की कोई वैज्ञानिक जानकारी ही नहीं होती व अयोग्य चिकित्सकों की बातों में आकर विभिन्न तरह के वैज्ञानिक दृष्टि से अपुष्ट उपचारों के चक्कर में पड़ जाता है तो उसका दमा धीरे-धीरे बिगड़ने लगता है व कुछ समय पश्चात् रोगी ऐसी अवस्था में पहुँच जाता है जहाँ कोई भी उपचार उन्हें पूर्ण राहत नहीं पहुँचा सकता। इसे दमा की अपरिवर्तनीय या इरिवर्सिबल अवस्था कहते हैं।

हमारे देश में ऐसे अनगिनत उपचार प्रचलित हैं जिनका कोई वैज्ञानिक आधार नहीं है। ये उपचार मात्र अनुभव पर आधारित होते हैं, तथ्यों पर नहीं। और इनसे कुछ रोगियों को यदि राहत मिल भी जाती है तो वह ज्यादातर केसेस में रेमिशन पीरियड के कारण होती है। परन्तु इसको इतना बढ़ा-चढ़ा कर पेश किया जाता है कि कई रोगी इन उपायों के चक्कर में पड़ जाते हैं और परिणाम होता है दमा का बिगड़ जाना। विकसित देशों में इस तरह के उपचारों को कोई मान्यता प्राप्त नहीं है जबकि वहाँ दमा के रोगियों की संख्या हमारे मुकाबले कई गुना अधिक है। यदि रोगी इस रोग को वैज्ञानिक दृष्टिकोण से समझें व तथ्यों पर आधारित उपचार को पूरी निष्ठा से अपनाएँ तो ज्यादातर रोगी इस रोग को सफलतापूर्वक नियंत्रण में रखकर सामान्य जीवन जी सकते हैं।

दमा रोगी व उनके परिजनों का शिक्षण, प्रशिक्षण

दमा के सफल मैनेजमेन्ट में रोगी की भूमिका अतिमहत्वपूर्ण है, क्योंकि सारी सलाहों, सूचनाओं एवं उसके बेहतर उपचार के लिए की गई प्लानिंग को क्रियान्वित करने का कार्य रोगी को ही करना होता है या यूँ कहें कि इस मैनेजमेन्ट प्रोग्राम में रोगी ही **कर्ता** है। शेष सब सलाहकार की भूमिका में होते हैं। अतः यदि रोगी को रोग के बारे में, उसकी चिकित्सा व मैनेजमेन्ट के बारे में सही ज्ञान होगा तो वह इस पूरे प्रोग्राम में अपनी भूमिका को स्पष्ट पहचान पाएगा। साथ ही रोगी के परिवारजनों की भी भूमिका इस मैनेजमेन्ट प्रोग्राम में बहुत अहम् होती है, क्योंकि वे ही रोगी के सबसे नजदीक रहते हैं व उसे हर तरह का सहयोग देकर दमा से लड़ने व इस पर विजय पाने के अभियान में बहुत मददगार हो सकते हैं। अतः रोगी के साथ ही उसके परिजनों को भी इस रोग की व इसके पूरे मैनेजमेन्ट प्रोग्राम की आवश्यक जानकारी व प्रशिक्षण लेना आवश्यक हो जाता है। इस शिक्षण व प्रशिक्षण से चिकित्सक, मरीज व उनके परिजनों के बीच हमेशा रहने वाले सम्बंध बन जाते हैं, जिससे वे आपस में बैठकर रोगी के हित में सलाह-मशवरा कर सकते हैं। मरीज व उनके परिजनों को निम्न जानकारियाँ स्पष्ट रूप से चिकित्सक से लेनी चाहिए :-

- ***दमा का निदान व इसकी अवस्था।***
- ***दमा के प्रमुख कारणों की जानकारी व उनसे बचाव की रूपरेखा।***
- ***दवाइयों की जानकारी व उनके उपयोग का सही तरीका।***
- ***ऐरॉसॉल थेरेपी का प्रशिक्षण।***
- ***दमा की सही मॉनिटरिंग का प्रशिक्षण (पीकफ्लो मॉनिटरिंग)।***
- ***रोग बढ़ने की पहचान के चिह्न व उस समय किए जाने वाले उपाय।***
- ***रोग की गंभीरता को पहचानना व कब तुरन्त चिकित्सा सहायता लेनी है, यह सुनिश्चित करना।***

इनके साथ ही :-

- दमा का प्रबंधन रोगी स्वयं कैसे करे? इसका पूरा प्लान चिकित्सक से लें।
- नियमित देख-रेख, आवश्यकतानुसार प्लान में परिवर्तन व मैनेजमेन्ट कार्यक्रम की समय-समय पर समीक्षा करें।

इन सारे शिक्षण व प्रशिक्षणों का मुख्य उद्देश्य होता है मरीज को इतना प्रशिक्षित कर देना कि वह अपने दमे का मैनेजमेन्ट स्वयं कर सके। इससे कई लाभ होते हैं :-

- ☺ ***रोगी बार-बार होने वाली परेशानियों से बच जाता है।***
- ☺ ***अस्पताल में भर्ती होने की नौबत नहीं आती या बहुत कम आती है, जिससे रोगी व उसके परिजन बड़े खर्च से बच जाते हैं।***
- ☺ ***बार-बार चिकित्सक को दिखाना नहीं पड़ता, जिससे समय व पैसों की भी बचत होती है।***
- ☺ ***व्यवसाय या नौकरी से छुट्टी नहीं लेनी पड़ती व बच्चों के स्कूल दिवस खराब नहीं होते।***
- ☺ ***रोगी का आत्मविश्वास बढ़ता है, जिससे वह किन्हीं भी सामाजिक, शैक्षणिक या खेलकूद के कार्यक्रमों में पीछे नहीं रहता।***
- ☺ ***दवाइयों का खर्च व उनके साइड इफेक्ट्स (दुष्परिणाम) कम हो जाते हैं।***
- ☺ ***व्यक्ति की प्रगति में दमा कभी बाधा नहीं बन पाता।***

इसके अलावा अन्य कई लाभ रोगी व उनके परिजनों को होते हैं, जो समय-समय पर वे स्वयं महसूस करते हैं।

दमा की अवस्था व गंभीरता को पहचानना :- प्रत्येक रोगी को दमा में होने वाली घट-बढ़ को समय रहते पहचानना बहुत आवश्यक है। इसे दो तरह से जाना जाता है।

(अ) रोगी द्वारा तकलीफों का आंकलन

यदि रोगी को :-

- *साँस की तकलीफ बढ़ी हुई हो।*
- *रिलीवर इन्हेलर की आवश्यकता दिन में तीन-चार बार या अधिक पड़ रही हो।*
- *रात्रि में साँस के कारण नींद खुल जाती हो या रोगी सो नहीं पाता हो।*
- *सामान्य चलने-फिरने या सीढ़ी चढ़ने से साँस फूल जाती हो।*

ऐसे समय रोगी को तुरन्त अपने चिकित्सक से सम्पर्क करना चाहिए। परन्तु देखा यह गया है कि दमा के कई रोगियों को धीरे-धीरे दमा की बढ़ी हुई अवस्था को सहने की आदत पड़ जाती है, जिससे वे इन बढ़ी हुई तकलीफों को महसूस नहीं कर पाते हैं और न ही रोग की बढ़ी हुई अवस्था के चिह्नों को समय पर पहचान पाते हैं। जिसका परिणाम यह होता है कि रोगी न तो उस अवस्था के लिए निर्धारित दवाइयों के पूरे डोज़ लेता है और न चिकित्सक को दिखाता है। यह स्थिति लम्बे समय तक बनी रहने पर अन्दर ही अन्दर रोग बढ़ता रहता है और रोगी की स्थिति धीरे-धीरे बिगड़ने लगती है। इससे फेफड़ों के धीरे-धीरे खराब हो जाने का खतरा भी बना रहता है।

(ब) पीकफ्लो जाँच :-

पीकफ्लो मीटर द्वारा नियमित जाँच समय-समय पर दमा में हो रही घट-बढ़ को तुरन्त बता देती है। यदि रोगी का पीकफ्लो उसके लिए निर्धारित सामान्य पीकफ्लो से या रोगी के उच्चतम पीकफ्लो से 20% या अधिक कम हो जाता है तो रोगी को (चाहे यह बढ़ी हुई तकलीफ उसे महसूस नहीं हो रही है) दवाइयों की मात्रा बढ़ा देनी चाहिए ताकि पीकफ्लो में आई गिरावट तुरन्त दूर हो जाए व रोगी पुनः अपने उच्चतम पीकफ्लो पर आ जाए।

यदि यह गिरावट 40% या अधिक हो और इन्हेलर की मात्रा बढ़ाने पर भी यह सामान्य नहीं हो रहा हो तो रोगी को तुरन्त अपने चिकित्सक की सलाह लेनी चाहिए।

छीकफ्लो द्वारा दमे को नियमित मॉनिटर करने से दमे की थोड़ी भी बढ़ी हुई अवस्था का पता तुरन्त लगाया जा सकता है व रोगी को तुरन्त उचित उपचार से वापस सामान्य अवस्था में लाया जा सकता है। अतः दमे के मरीजों के लिए यह बहुत ही आवश्यक है कि वे पीकफ्लो की जाँच व रिकार्डिंग की पूरी जानकारी व प्रशिक्षण लें।

प्रत्येक दमा के रोगी को यह जानकारी होनी चाहिए कि उसका दमा किस अवस्था का है व उस अवस्था में इसे दवाइयों से कैसे मैनेज किया जाता है। इसके लिए दमा को चार भागों में वर्गीकृत किया गया है।

दमा का वर्गीकरण

दमा को बेहतर व दीर्घकालीन मैनेजमेन्ट की दृष्टि से चार भागों में बाँटा गया है।

1. इन्टरमिटेन्ट या कभी-कभी होने वाला दमा :-

- *दमा की तकलीफ सप्ताह में एक बार से कम होती हो।*
- *दमा का बढ़ना बहुत थोड़े समय के लिए हो।*
- *रात्रि में होने वाली दमा की तकलीफें माह में दो बार से अधिक नहीं होती हो।*
- *दमा की बढ़ी हुई तकलीफ ठीक हो जाने के बाद रोगी के*
- *फेफड़ों की कार्यक्षमता या पीकफ्लो बिल्कुल सामान्य हो जाए।*

तो इस तरह के दमा को **इन्टरमिटेन्ट अस्थमा** कहा जाता है। दमा की इस अवस्था में रोगी को सिर्फ तकलीफ होने पर ही ब्रोंकोडायलेटर दवाइयाँ लेनी होती हैं व तकलीफ समाप्त हो जाने पर दवाइयाँ बन्द की जा सकती हैं।

2. माइल्ड परसिस्टेन्ट या कुछ समय तक बना रहने वाला हल्का दमा :-

- *दमा की तकलीफें सप्ताह में एक से अधिक बार बढ़ती हो पर रोज़ नहीं बढ़े।*
- *रात्रि में बढ़ने वाली दमा की तकलीफें माह में दो बार से अधिक हों, पर सप्ताह में एक बार से ज्यादा न हो।*
- *दमा की बढ़ी हुई अवस्था ठीक होने के बाद अगली बार दमा की तकलीफ बढ़ने तक पीकफ्लो व स्पायरोमेट्री सामान्य हो।*

तो इसे दमा की **माइल्ड परसिस्टेन्ट** अवस्था कहते हैं। इस अवस्था में रोगी को कुछ समय तक ग्लुकोकार्टीकोइड्स के एरॉसॉल 500 माइक्रोग्राम प्रतिदिन या इससे कम डोज़ में लेना चाहिए।

साथ ही लम्बे समय तक काम करने वाली थिओफायलिन या ल्युकोट्रीन मोडिफायर दवाइयाँ चिकित्सक की सलाह के अनुसार आवश्यकता होने तक लेनी चाहिए।

3. मॉडरेट परसिस्टेन्ट या मध्यम तीव्रता का लम्बे समय तक रहने वाला दमा :-

- *दमा की तकलीफें रोज़ रहती हों।*
- *सप्ताह में कम से कम एक बार दमा की तकलीफ रात्रि में बढ़े।*
- *दमा के बढ़ने के कारण रोगी के कार्य व नींद में बाधा आती हो।*
- *रोगी के फेफड़ों की कार्यक्षमता विशेषकर FEV_1 60 से 80% के मध्य रहे। रोगी का पीकफ्लो भी सामान्य से कम या 60 से 80% के बीच रहे।*

तो इस अवस्था को दमा की **मॉडरेट परसिसटेन्ट** अवस्था कहते हैं। इस अवस्था में रोगी को लम्बे समय तक 200 से 1000 माइक्रोग्राम प्रतिदिन कार्टिकोस्टेराईड के एरॉसाल व साथ में :-

(अ) लम्बे समय तक काम करने वाली बीटा$_2$ एगोनिस्ट (सालब्यूटामॉल, फॉरमेटरॉल आदि) दवाइयों के ऐरॉसॉल या गोलियाँ,

(ब) थिओफायलिन गोलियाँ,

(स) ल्यूकोट्रीन मेडिफायर दवाइयाँ आदि का समावेश उसके नियमित उपचार में करना चाहिए।

4. सीवियर परसिस्टेन्ट या हमेशा रहने वाला तीव्र व तकलीफदेह दमा :-

- दमा की तकलीफें हमेशा रहती हो।
- बार-बार दमा के अटैक आते हो।
- बार-बार रात्रि में दमा की तकलीफ बढ़ती हो,

जिससे रोगी को सोने में भी परेशानी होती हो।

- रोगी के फेफड़ों की कार्यक्षमता FEV_1 सामान्य के 60% या इससे कम रहती हो। पीकफ्लो भी 60% या इससे कम रहता हो।

इसे दमा की **सीवियर परसिस्टेन्ट** या गंभीर अवस्था कहा जाता है। इस अवस्था में रोगी एक दिन भी दवाइयों के बगैर नहीं रह सकता है। इस अवस्था में रोगी को 1000 माइक्रोग्राम या अधिक मात्रा में प्रतिदिन ग्लुकोकॉर्टिकोइड्स के एरॉसॉल लेना चाहिए व लम्बे समय तक काम करने वाली बीटा$_2$ एगोनिस्ट दवाई के एरॉसॉल भी नियमित लेना चाहिए। साथ में आवश्यतानुसार :-

- लम्बे समय तक काम करने वाली थिओफायलिन गोलियाँ,
- लम्बे समय तक काम करने वाली बीटा$_2$ एगोनिस्ट गोलियाँ,
- ल्यूकोट्रीन मेडिफायर व
- कार्टिकोस्टेराईड गोलियाँ चिकित्सक के निर्देशानुसार उनकी देखरेख में लेनी चाहिए।

इस तरह हम देखते हैं कि दमा की प्रत्येक अवस्था में दवाइयों का न्यायोचित उपयोग बहुत लाभदायक होता है। आइए, अब हम दमे में उपयोगी दवाइयों की जानकारी विस्तार से लेते हैं।

दवाइयों की दुनिया

दमा की दवाइयाँ

दमा का इतिहास मानव के इतिहास जितना ही पुराना है यानी जब से मानव धरती पर है, तब से दमा का रोग भी अस्तित्व में है। इन हजारों वर्षों से मानव इस रोग से लड़ता आ रहा है, परन्तु अभी कुछ दशकों पूर्व तक इस रोग का कोई अच्छा उपचार उपलब्ध नहीं था। रोगियों को पूरी उम्र खाँसते व हाँफते ही गुजारनी पड़ती थी और रोगी इन यातनाओं को अपनी नियति समझकर जिन्दगीभर झेलता रहता था। पर विज्ञान की प्रगति ने पिछले कुछ वर्षों में दमा के उपचार के लिए इतनी अच्छी, प्रभावी व सुरक्षित दवाइयाँ विकसित कर दी हैं कि यदि आज उपलब्ध इन दवाइयों का न्यायसंगत व सही उपयोग किया जाए तो किसी भी दमे के रोगी को तकलीफों से दूर रखा जा सकता है और रोगी अपना सारा जीवन सामान्य व्यक्तियों की तरह जी सकता है।

दमा की दवाइयों को मुख्य रूप से दो भागों में बाँटा गया है।

1. रिलिवर या तकलीफ से तुरन्त राहत प्रदान करने वाली दवाइयाँ :-

ये दवाइयाँ दमा के कारण हो रही तकलीफों, जैसे - साँस फूलना, खाँसी, छाती में जकड़न व छाती से सीटी जैसी आवाज (Wheez) आना आदि में रोगी को तुरन्त राहत देती हैं।

ये दवाइयाँ दमा के कारण श्वास नलिकाओं में आई सिकुड़न को तुरन्त दूर कर नलिकाओं को खोल देती है जिससे रोगी को राहत महसूस होती है। इस तरह की दवाइयों में मुख्य हैं :-

- **बीटा$_2$ एगोनिस्ट दवाइयाँ (β_2 Agonist medicine)**
  ▸ सालब्यूटामॉल ▸ टरब्युटालिन ▸ फॉर्मेटरॉल ▸ फीनोटरॉल ▸ बाम्ब्युटरॉल ▸ सालमेटरॉल आदि।
- **मिथाइलजेन्थीन्स :-** ▸ थिओफाईलिन, ▸ इटोफायलिन, ▸ एमीनोफाईलिन आदि।

2. प्रिवेन्टर या दमा की तकलीफों को रोकने वाली दवाइयाँ :-

ये वे दवाइयाँ हैं, जिनका उपयोग निरन्तर व लम्बे समय तक किया जाता है। ये दवाएँ दमा की तकलीफें रोकने में काफी मदद करती हैं, जिससे रोगी को बार-बार की परेशानियों से बचाया जा सकता है व गंभीर अटैक आने की संभावनाओं को भी कम किया जा सकता है।

ज्यादातर दमा के रोगी साँस की तकलीफों में राहत मिलते ही चिकित्सक की सलाह के बगैर दवाइयाँ बन्द कर देते हैं। जिससे श्वास नलिकाएँ पूर्ण रूप से अपनी सामान्य अवस्था में नहीं आ पातीं व उनमें आई सूजन बनी रहती है, जो धीरे-धीरे श्वास नलिकाओं में स्थायी खराबी उत्पन्न करती है और बाद में एक स्थिति ऐसी आती है, जब किसी भी दवाई से श्वास नलिकाओं को सामान्य अवस्था में नहीं लाया जा सकता और रोगी को कभी-कभी रहने वाली दमा की तकलीफ स्थायी होकर हमेशा रहने लगती है। इस अप्रिय स्थिति को टाला जा सकता है, यदि रोगी प्रिवेन्टिव दवाइयों का न्यायसंगत उपयोग विशेषज्ञ के बताए अनुसार करें। कई बार रोगी स्वयं या सलाहकारों की गलत-सलत सलाह को मानकर दवाइयाँ समय से पहले ही बन्द कर देते हैं। उन्हें डर रहता है कि ज्यादा दवा लेने से इसकी आदत पड़ जाएगी अथवा दवाइयों के डोज़ बढ़ते जाएँगे या ये दवाइयाँ भविष्य में असरकारक नहीं रहेंगी। ऐसी कई अवैज्ञानिक धारणाओं के कारण रोगी चिकित्सक की बात को पूर्णतः समझ नहीं पाता कि वह क्यों तकलीफ न होने पर भी प्रिवेन्टिव दवाओं को लेने पर जोर दे रहे हैं। निरन्तर हो रहे शोधों ने यह सिद्ध कर दिया है कि दमे के प्रभावी मैनेजमेन्ट में कन्ट्रोलर या प्रिवेन्टिव दवाइयों के उपयोग से :-

- दमा को पूर्णतः कन्ट्रोल करने में बहुत उपयोगी मदद मिलती है।
- रोगी को बार-बार होने वाले दमा के अटैक से बचाया जा सकता है।
- दमा की हमेशा बनी रहने वाली तकलीफों को कम से कम किया जा सकता है।
- जिन लोगों में दमा की शुरुआत ही हुई है उनमें दमा को क्रॉनिक होने से बचाया जा सकता है।
- श्वास नलिकाओं में आ गई अतिसंवेदनशीलता को कम किया जा सकता है।
- दमा के मरीज की **क्वॉलिटी ऑफ लाइफ** को बेहतर बनाया जा सकता है।

प्रिवेन्टिव दवाइयों में मुख्य हैं :-

- ग्लुकोकार्टिकोस्टेराइड्स
- क्रोमोन्स
- ल्युकोट्रीन मोडिफायर आदि।

दमे की दवाइयों का उपयोग कई तरीकों से किया जा सकता है, जैसे :-

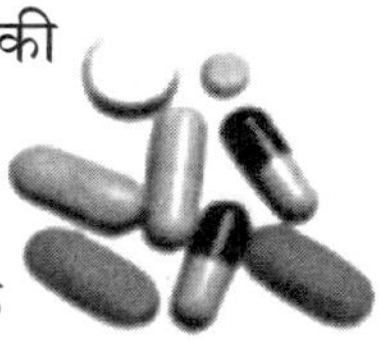

1. ओरल रूट या मुँह से लेना :- इसमें दवाइयों की गोलियाँ, सिरप, कैप्सूल आदि आते हैं, चिकित्सा विज्ञान में इसी रूट का सर्वाधिक उपयोग होता है।

2. इन्जेक्शन के माध्यम से :- इसमें दवाइयों के इन्जेक्शन चमड़ी में, चमड़ी के नीचे, मांसपेशियों में या सीधे खून की नस में दिए जाते हैं।

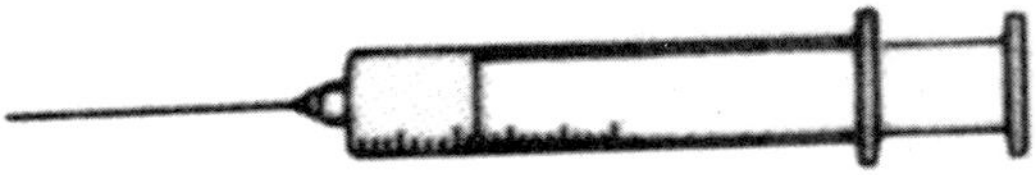

इन दोनों रूट से ली गई दवाई रक्त में पहुँचती है, फिर रक्त के माध्यम से अपने गन्तव्य (फेफड़ों) तक पहुँचती है, परन्तु रक्त के माध्यम से दवाई शरीर के अन्य हिस्सों में भी पहुँचती है जहाँ इनका कोई उपयोग नहीं है, इसीलिए इनके दुष्प्रभाव (साइड इफेक्ट्स) ज्यादा होते हैं।

लोकल रूट :- यह दवाइयों के उपयोग करने का तीसरा तरीका है। लोकल रूट यानी दवाइयों को सीधे उसी स्थान पर पहुँचाया जाए, जहाँ इनकी जरूरत है।

जिस तरह चमड़ी पर हुए रोगों, घाव आदि में दवाइयाँ मल्हम या लोशन के रूप में सीधे उसी स्थान पर लगाई जाती है जहाँ इनकी जरूरत है, वैसे ही आँख में, नाक में, कान में कोई रोग होने पर दवाई सीधे आँख, नाक, कान में डाली जाती है ताकि कम से कम दवाई में रोगी को शीघ्र व अधिक से अधिक लाभ हो सके। इसी आधार पर यदि दमा की दवाइयाँ भी सीधे फेफड़ों में पहुँचाई जाएँ तो इन दवाइयों की भी कम से कम मात्रा से रोगी को शीघ्र लाभ हो सकता है। इसी कॉनसेप्ट को ध्यान में रख कर **ऐरॉसॉल चिकित्सा** विकसित की गई है। दमा की चिकित्सा को अधिक असरकारक, ज्यादा आसान, शीघ्र राहत देने वाली व सर्वाधिक सुरक्षित बनाने में सबसे महत्वपूर्ण योगदान एरॉसॉल थेरेपी का है। एरॉसॉल थेरेपी दमा की चिकित्सा में एक क्रान्तिकारी परिवर्तन है, जिससे लाखों-करोड़ों रोगियों का जीवन ज्यादा आसान, सुखमय व पूर्णतः क्रियाशील हुआ है।

आइए, अब हम इसी एरॉसॉल थेरेपी को विस्तार से समझते हैं।

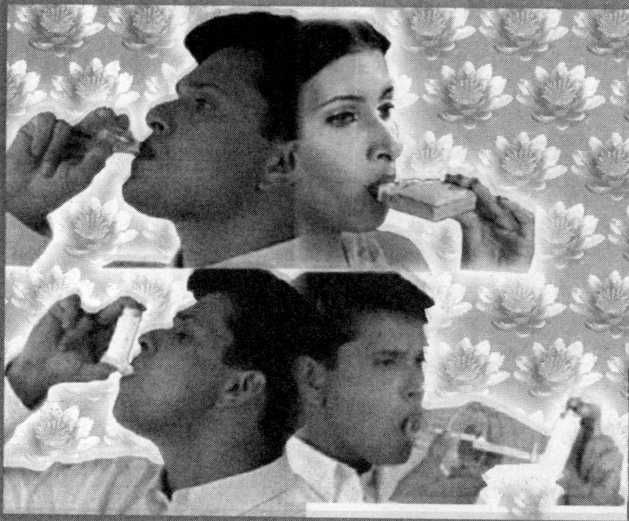

ऐरॉसॉल थेरेपी

भले ही ऐरॉसॉल थेरेपी को हम कुछ वर्षों से ही जानते हैं, परन्तु यह पद्धति नई बिल्कुल नहीं है। हजारों वर्ष पूर्व हमारे प्राचीन चिकित्साशास्त्री सुश्रुत व अन्य कई चिकित्सक इसी पद्धति से दमा की चिकित्सा किया करते थे। तब धतूरे के बीज व पत्तियों को जलाकर इसका धुआँ रोगियों को सुँघाया जाता था। यह धुआँ फेफड़ों में जाकर सिकुड़ी हुई श्वास नलिकाओं को खोलने में मदद करता था और रोगी को आराम हो जाता था। बाद में हुए वैज्ञानिक अनुसंधानों से यह पता चला कि धतूरे में मौजूद एट्रोपिन नामक पदार्थ श्वास नलिकाओं में आई सिकुड़न को कम करने में मदद करता है। एक वैज्ञानिक ने धतूरे के बीज, पत्तियों व तम्बाकू आदि मिलाकर एक सिगार बनाया और इसे **'अस्थमा सिगार'** नाम दिया क्योंकि दमे के रोगियों को यह सिगार पीने से राहत मिलती थी, तो ऐसे शुरू हुई थी **एरॉसॉल थेरेपी।**

एरॉसॉल थेरेपी कई सदियों तक अपनी आरम्भिक अवस्था में ही रही, किन्तु पिछले कुछ दशकों में चिकित्सा विज्ञानियों ने इसमें बहुत से सुधार किए व कई नई-नई दवाइयों की खोज हुई, जिन्हें एरॉसॉल के रूप में परिवर्तित कर रोगियों को दिया जाने लगा। यह प्रगति निरन्तर हो रही है और हमें नई-नई दवाइयाँ व नये-नये एरॉसॉल उपकरण उपलब्ध होते जा रहे हैं।

चूँकि एरॉसॉल थेरेपी में दवाइयाँ सीधे फेफड़ों में (जहाँ दवा की जरूरत है) पहुँचाई जाती हैं, इसलिए दवा की बहुत ही कम मात्रा का उपयोग होता है और यही कारण है कि एरॉसॉल के रूप में ली गई दवाइयों के दुष्परिणाम बहुत ही कम या नहीं के बराबर होते हैं। साधारण सालब्युटामॉल इन्हेलर के एक डोज़ में 100 माइक्रोग्राम दवाई होती है, जिसका मात्र 10 से 20 प्रतिशत हिस्सा ही फेफड़ों में ठहरता है, दवाई की शेष मात्रा साँस द्वारा बाहर निकाल दी जाती है तो आप समझ ही सकते हैं कि एक बार एरॉसॉल का ड़ोज़ लेने पर शरीर में कितनी दवाई (मुश्किल से 10 से 20 माईक्रोग्राम) जाती है जबकि यदि हम दवाई, गोली या सिरप के रूप में लेते हैं तो एक बार में 2 से 4 मिलीग्राम दवाई शरीर में जाती है, जो ऐरॉसॉल की तुलना में 20 से 40 गुना अधिक है। अतः इस तरह दवाई लेने पर इनके दुष्परिणाम भी उतने ही गुना अधिक होते हैं। साथ ही ये दवाइयाँ पहले पेट में जाती हैं फिर रक्त में जाती हैं, फिर यकृत या लिवर से होती हुई फेफड़ों तक पहुँचती हैं जिसमें काफी वक्त लगता है, इसीलिए इनका प्रभाव बहुत देर से शुरू होता है। जबकि एरॉसॉल सीधे श्वास नलिकाओं में दवाई पहुँचा देता है, अतः इसका कार्य शीघ्र शुरू हो जाता है और रोगी को तुरन्त राहत मिलती है।

एरॉसॉल चिकित्सा उपकरण :-

विश्वभर में मेडिकल इंजीनियरिंग विशेषज्ञ एरॉसॉल थेरेपी को अधिक सरल तथा ज्यादा से ज्यादा प्रभावी बनाने में लगे हुए हैं और इसी का परिणाम है कि पिछले दो दशकों में कई तरह के उपकरण बाजार में उपलब्ध हो गये हैं। इन उपकरणों को हम इनकी कार्यप्रणाली के आधार पर तीन भागों में बाँट सकते हैं।

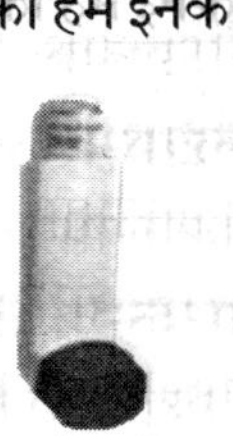

1. एम.डी.आई. या मीटर्ड डोज़ इन्हेलर

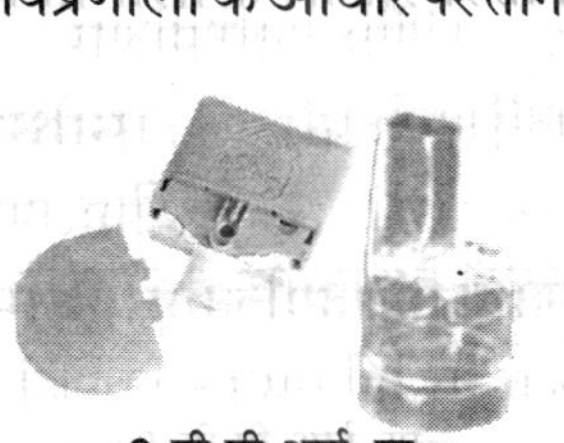

2. डी.पी.आई. या ड्राय पावडर इन्हेलर

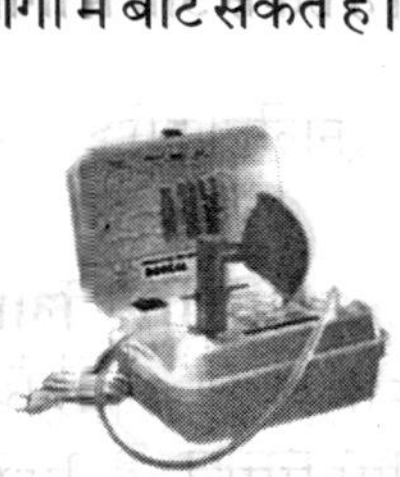

3. नेबुलाइज़र

मीटर्ड डोज़ इन्हेलर

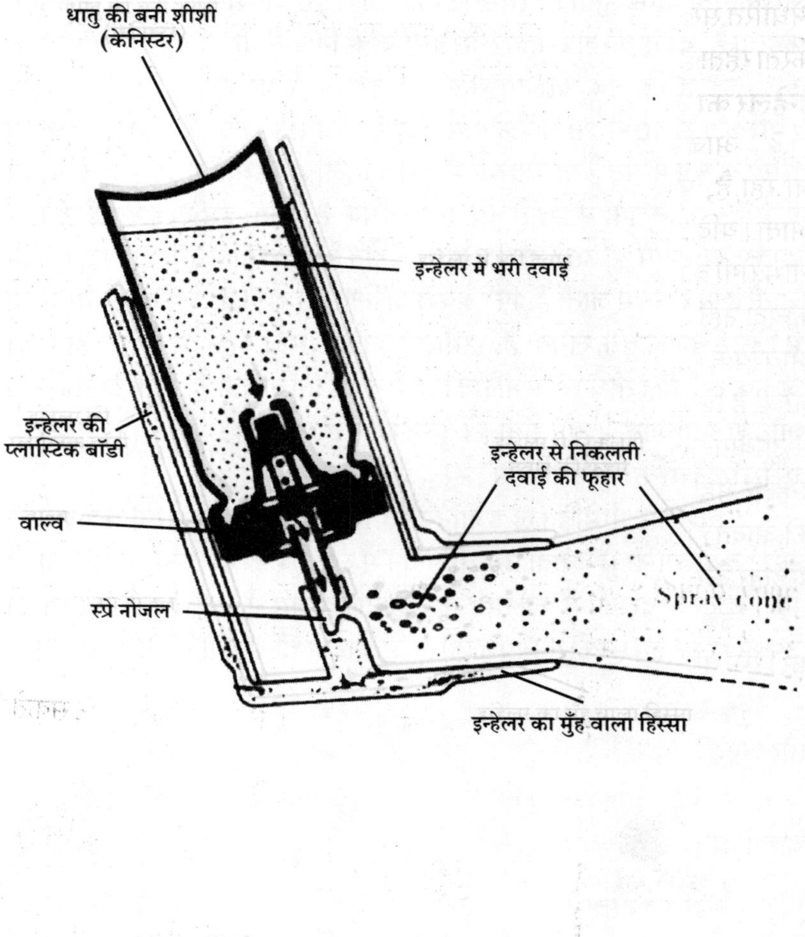

इन्हेलर में धातु की बनी एक शीशी (केनिस्टर) होती है जिसके मुँह पर एक वाल्व लगा रहता है। यह वाल्व एक बार में दवा की एक निर्धारित मात्रा ही बाहर निकलने देता है। इस शीशी में औषधि को एक माध्यम में घोलकर दबाव के साथ भर दिया जाता है, जैसे घरों में खाना पकाने की गैस की टंकी में गैस भरी होती है। इस शीशी को प्लास्टिक की बॉडी में रख दिया जाता है। जब इस शीशी को ऊपर से दबाया जाता है तब इसके मुँह पर लगे वाल्व में से दवा की एक निश्चित मात्रा छोटे-छोटे कणों की फुहार (एरॉसॉल) के रूप में निकलती है। इस फुहार को साँस के साथ फेफड़ों में पहुँचाया जाता है। एक इन्हेलर में सामान्यतः 200 डोज़ भरे होते हैं। भिन्न-भिन्न औषधियों के डोज़ भिन्न-भिन्न हो सकते हैं। जिनकी निर्धारित संख्या इन्हेलर पर लिखी होती है। इस निर्धारित संख्या तक इन्हेलर कार्य करता रहता है, फिर खाली हो जाता है।

इन्हेलर का उपयोग :-

आज विश्वभर में दमे की प्रथम दवा के रूप में इन्हेलर्स का उपयोग किया जा रहा है, परंतु इसके उपयोग का सही तरीका आज भी कई मरीजों को नहीं आता। यदि इन्हेलर का उपयोग सही तरीके से नहीं किया जाता है, तो इसका पूरा लाभ रोगी को नहीं मिलता और यह समझ लिया जाता है कि इन्हेलर से उन्हें खास फायदा नहीं है। मरीज को इन्हेलर सही तरीके से लेने के लिए थोड़ा-सा प्रशिक्षण आवश्यक है तथा एक बार सिखा देने के बाद भी समय-समय पर यह चेक करना जरूरी है कि रोगी इन्हेलर सही तरीके से ले रहा है या नहीं। इन्हेलर के सही तरीके से उपयोग पर इतना जोर मैं इसलिए दे रहा हूँ, क्योंकि मैंने ज्यादातर रोगियों को इन्हेलर सही तरीके से उपयोग करते नहीं पाया। एक बार गलत तरीके से उपयोग की आदत हो जाने पर उसे सही करना कठिन हो जाता है।

इन्हेलर कैसे लें? :-

जब भी आप इन्हेलर का उपयोग करें, कृपया दो मिनट का समय निकाल कर निम्न तरीका अपनाएँ।

- सर्वप्रथम इन्हेलर को अँगूठे तथा अँगुलियों के बीच ठीक से पकड़ लें और अच्छी तरह से हिला लें, जिससे इन्हेलर उपयोग के लिए तैयार हो जाए।
- पहले साँस को सामान्य कर लें, फिर एक साँस पूरी अंदर खींच कर जितनी छोड़ सकते हैं, बाहर छोड़ दें।
- अब इन्हेलर का मुँह वाला हिस्सा बराबर मुँह में रख लें तथा सभी तरफ

से होंठो से दबा लें, ताकि दवाई बाहर न निकल सके। ध्यान रहे इन्हेलर का मुँह दाँतों या जीभ से बंद न हो रहा हो। अब साँस अंदर खींचते हुए इन्हेलर की शीशी को ऊपर से दबाइए, जिससे दवा की फुहार निकलेगी। इसे साँस के साथ फेफड़ों में ठीक से पहुँचा दीजिए जब यह दवाई फेफड़ों में गहराई तक जाएगी तब रोगी को छाती में गहरे तक दवाई के पहुँचने का एहसास होगा। यदि साँस ठीक से नहीं खींची गई तो दवाई मुँह व गले में ही अटक कर रह जाएगी और रोगी को इसका कोई लाभ नहीं मिलेगा। अतः जब ऐसा लगे कि दवाई गले तक ही पहुँच पाई है तब यह डोज़ बेकार गया मानना चाहिए तथा दूसरा डोज़ ठीक तरह से लेना चाहिए। होता यह है कि मरीज ठीक से न लिए गए डोज़ को भी गिन लेता है तथा यह मान लेता है कि उसने निर्देशानुसार बराबर डोज़ लिए हैं पर वास्तव में यह डोज़ लिया ही नहीं गया। अतः इन्हेलर का पूरा लाभ नहीं मिल पाया और रोगी समझ बैठा कि इन्हेलर से उसे अपेक्षानुरूप फायदा नहीं हो रहा।

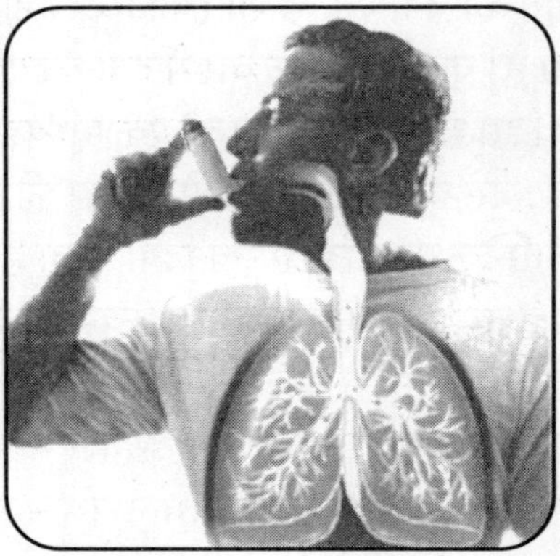

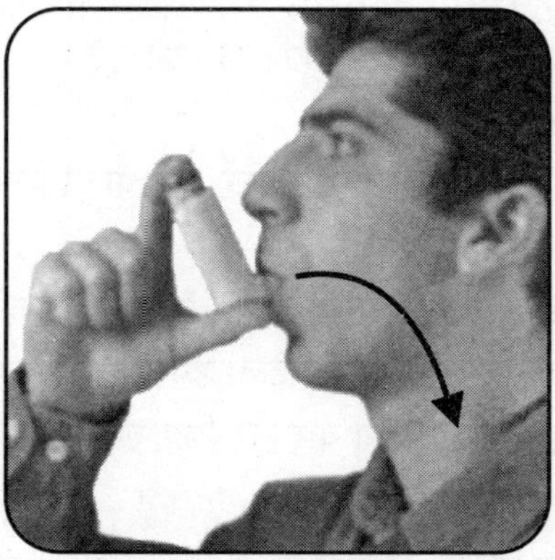

● जब साँस पूरी तरह से अंदर आ जाए तब साँस को रोक लें तथा जब तक रोक सकते हैं रोककर धीरे-धीरे छोड़ दें। इससे साँस द्वारा अंदर पहुँची दवाई फेफड़ों में ठीक से पहुँचकर वहाँ जमा हो जाएगी तथा उसका प्रभाव तुरंत शुरू हो जाएगा।

दूसरा डोज़ लेने के लिए दो मिनट रुकिए तथा फिर पहले की तरह ही दूसरा डोज़ लीजिए ताकि यह डोज़ ज्यादा गहराई तक पहुँच जाए। पहले डोज़ से दो मिनट में नलिकाएँ खुल जाएँगी तथा दूसरा डोज़ और गहराई तक पहुँच सकेगा।

उपरोक्त तरीका वैसे तो काफी आसान लगता है, परंतु शुरू में थोड़ी कठिनाई हो सकती है पर निरंतर प्रयास से कुछ ही दिनों में रोगी यह सही तरीका सीख जाता है, फिर कोई कठिनाई नहीं होती। रोगी को हमेशा अपने डॉक्टर या विशेषज्ञ से पूछते रहना चाहिए कि वह इन्हेलर ठीक से ले रहा है या नहीं। अगर आप कोई गलती कर रहे हैं तो डॉक्टर आपको बता सकता है व आप उसमें सुधार कर सकते हैं अन्यथा गलत आदत पड़ने की संभावना बनी रहती है।

इन्हेलर से दवाई लेना काफी आसान व सभी दृष्टि से लाभदायक है, परन्तु इसमें मरीज व उनके परिजनों का सहयोग बहुत आवश्यक है। यदि किसी कारण से रोगी इन्हेलर को सही तरह से नहीं ले पा रहा है तो चिकित्सक या विशेषज्ञ से सम्पर्क करें, वे आपको इन्हेलर लेना फिर से सिखाएँगे। कई बार छोटे बच्चों या बुजुर्गों को इन्हेलर सही तरह से लेने में परेशानी होती है, क्योंकि इन्हेलर लेने के लिए केनिस्टर दबाने व तुरन्त साँस खींचने का तालमेल जरूरी है। यदि यह तालमेल या 'कोऑर्डिनेशन' बिगड़ता है तो इन्हेलर की दवाई ठीक से फेफड़ों में नहीं जा सकेगी और रोगी को आराम नहीं होगा। रोगियों की इस कठिनाई को दूर करने के लिए 'स्पेसर' नामक यन्त्र बनाएँ गए हैं। स्पेसर से इन्हेलर लेना बहुत आसान हो जाता है।

स्पेसर :-

यह एक बॉटलनुमा यन्त्र होता है। जिसके एक सिरे पर इन्हेलर लगाकर दवाई का डोज़ स्पेसर में छोड़ा जाता है तथा दूसरे सिरे को मुँह में रखकर रोगी साँस खिंचता है। कुछ स्पेसर के मुँह वाले सिरे पर एक वाल्व लगा होता है, जो एक ही दिशा में खुलता है। यानी जब स्पेसर में से साँस खींची जाती है तब यह वाल्व खुल

जाता है और स्पेसर की दवा-मिश्रित हवा साँस के साथ फेफड़ों में चली जाती है। जब रोगी वापस साँस बाहर छोड़ता है तो यह वाल्व बन्द हो जाता है और रोगी द्वारा बाहर छोड़ी गई हवा स्पेसर में प्रवेश नहीं कर पाती। इस तरह रोगी स्पेसर में से चार-पाँच बार साँस खींच सकता है जिससे इन्हेलर से निकली दवाई धीरे-धीरे हर साँस के साथ फेफड़ों में पहुँच जाती है।

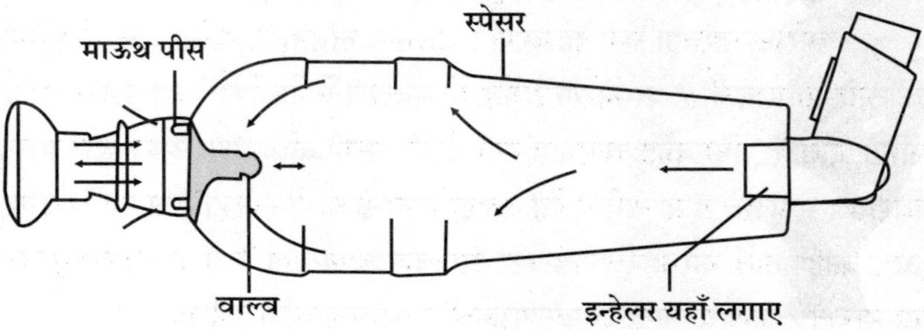

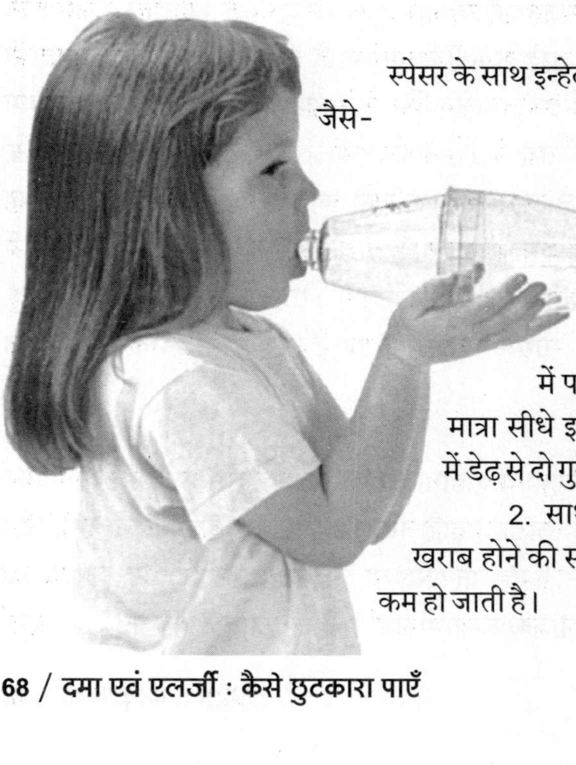

स्पेसर के साथ इन्हेलर लेने के कई लाभ हैं जैसे-

1. फेफड़ों में पहुँचने वाली दवाई की मात्रा सीधे इन्हेलर लेने की तुलना में डेढ़ से दो गुना अधिक होती है।

2. साथ ही रोगी का गला खराब होने की संभावना भी बहुत कुछ कम हो जाती है।

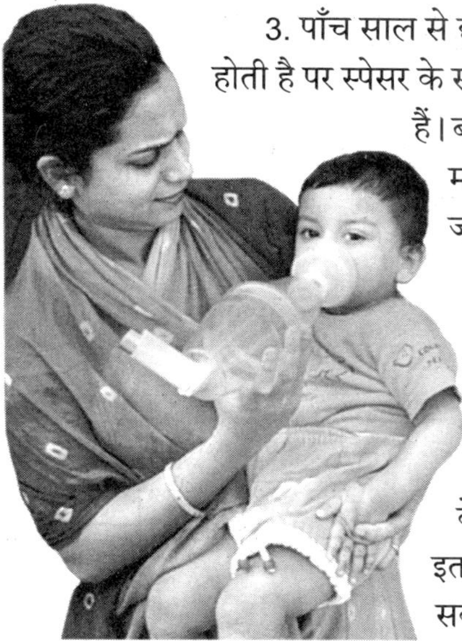

3. पाँच साल से छोटे बच्चों को इन्हेलर लेने में परेशानी होती है पर स्पेसर के साथ बच्चे भी इसे आसानी से ले सकते हैं। बहुत छोटे बच्चों को स्पेसर के साथ बेबी मास्क लगा कर इन्हेलर आसानी से दिया जा सकता है।

4. दमे के अटैक की स्थिति में जब रोगी इन्हेलर ठीक से नहीं ले पा रहा हो तब स्पेसर के माध्यम से नेबुलाइजर की तरह लगातार दवाई दी जा सकती है। आजकल कई तरह के स्पेसर बाजार में उपलब्ध हैं। कई तो इतने छोटे है कि इन्हें जेब में रखा जा सकता है।

स्पेसर से इन्हेलर कैसे लें?

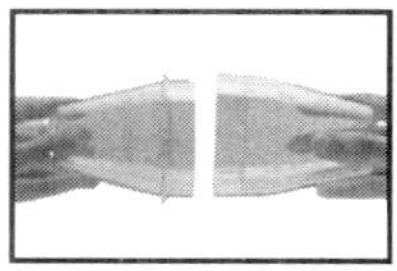

- स्पेसर के दोनों भागों को इस तरह आपस में जोड़ दीजिए।

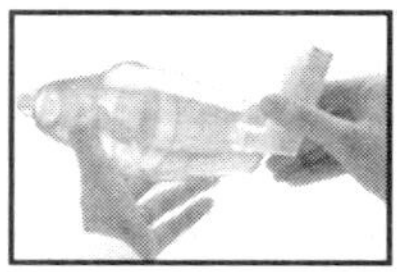

- इन्हेलर को अच्छी तरह हिलाकर स्पेसर में इस तरह लगा दीजिए।

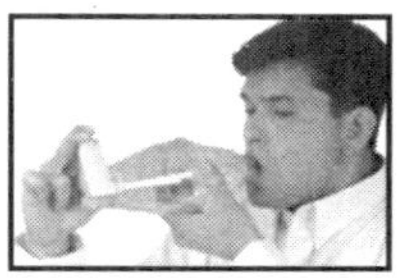

- स्पेसर को मुँह में ठीक से रख लीजिए व इन्हेलर का केनिस्टर ऊपर से दबाइए।

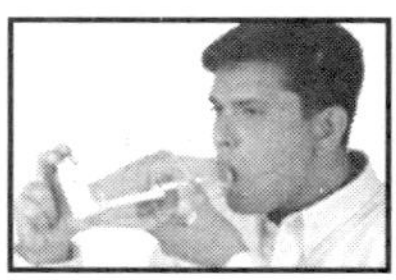

- अब मुँह से तेजी से साँस को अंदर खींचिए व कुछ सेकंड रोक कर बाहर छोड़ दीजिए। इस तरह स्पेसर में से चार-पाँच बार साँस अंदर खींचिए और छोड़िए।

ड्राय पावडर इन्हेलर

इनकी कार्य पद्धति भी इन्हेलर की तरह ही होती है बस फर्क सिर्फ इतना होता है कि इनमें दवाई के डोज़ बहुत महीन पावडर के रूप में होते हैं। अर्थात् इनमें दवाई को किसी माध्यम में नहीं घोला जाता है। वह पावडर के रूप में सीधे ही दी जाती है।

ड्रायपावडर इन्हेलर के कई यन्त्र बाजार में उपलब्ध हैं जैसे- 1. रोटाहेलर 2. डिस्कहेलर 3. टर्बोहेलर 4. स्पीनहेलर 5. एक्यूहेलर 6. मल्टीहेलर आदि।

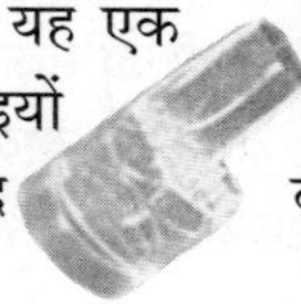

1. रोटाहेलर :- यह एक प्लास्टिक का छोटा सा शीशीनुमा यन्त्र होता है जिसमें दवाइयों के कैप्सूल, जिन्हें रोटाकेप कहते हैं, लगाकर कैप्सूल में मौजूद दवाई के पावडर को साँस द्वारा फेफड़ों में खींचा जाता है।

रोटाहेलर का प्रयोग

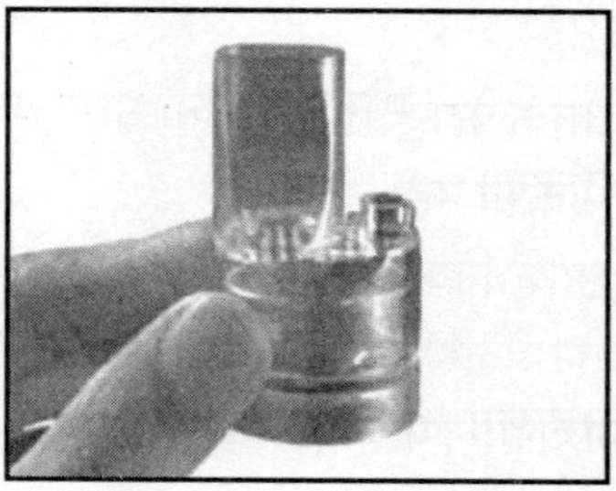

▸ रोटाहेलर को इस प्रकार सीधा पकड़ लीजिए।

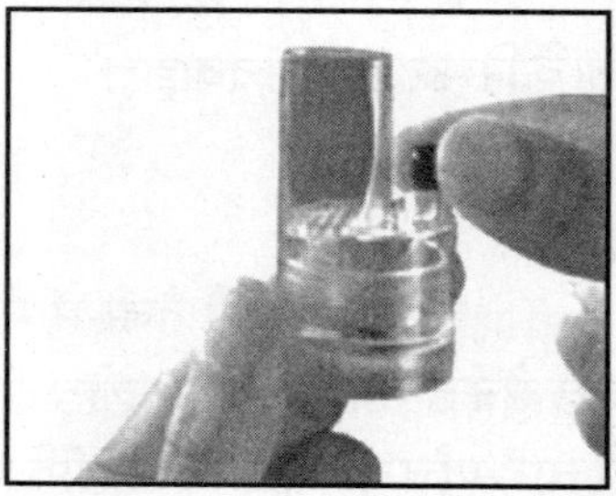

▸ अब कैप्सूल वाली डिब्बी में से एक कैप्सूल (रोटाकेप) निकालकर कैप्सूल का रंगीन हिस्सा अँगुलियों में पकड़ कर रोटाहेलर में इस तरह लगा दीजिए।

▸ अब कैप्सूल को अँगुली की सहायता से रोटाहेलर के अंदर दबा दीजिए।

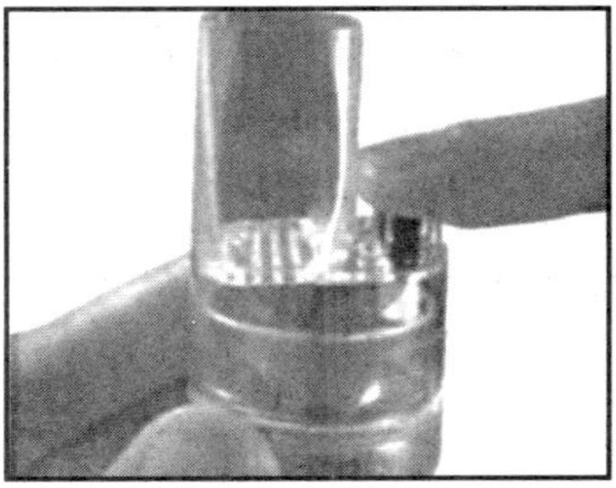

▸ फिर रोटाहेलर के निचले हिस्से को घुमाइए जिससे रोटाकेप का दवाईभरा निचला आधा हिस्सा टूटकर रोटाहेलर में आ गिरेगा। अब आपका रोटाहेलर उपयोग के लिए तैयार है।

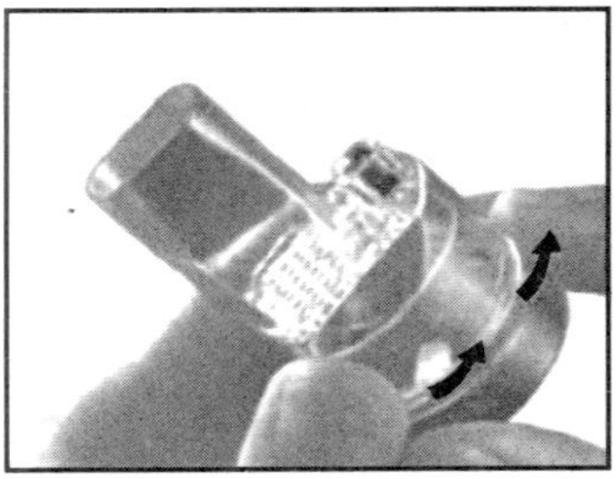

▸ अब पूरी साँस बाहर छोड़ दीजिए ताकि फेफड़े खाली हो जाएँ (साँस रोटाहेलर में कभी नहीं छोड़नी चाहिए, क्योंकि साँस के साथ निकली वाष्प दवाई को गीला कर रोटाहेलर में ही जमा देगी व आपको पूरी दवाई नहीं मिल पाएगी)।

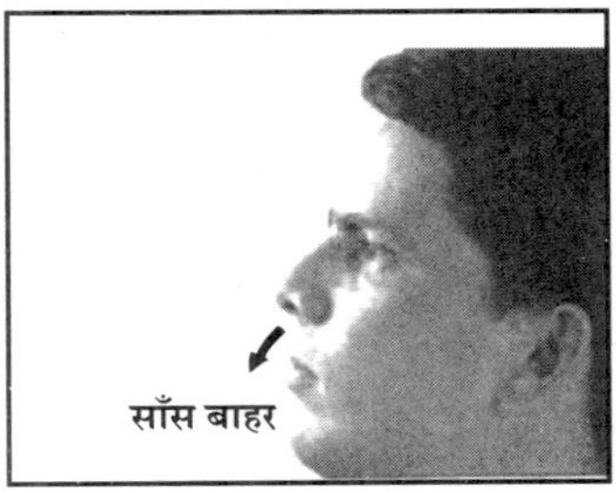

▸ रोटाहेलर का मुँह वाला हिस्सा ठीक से मुँह के अन्दर रख लें व होठों से ठीक से सब तरफ से दबा लें और मुँह से साँस को तेजी से अन्दर खीचें ताकि रोटाकेप में मौजूद दवाई सीधी फेफड़ों में चली जाए।

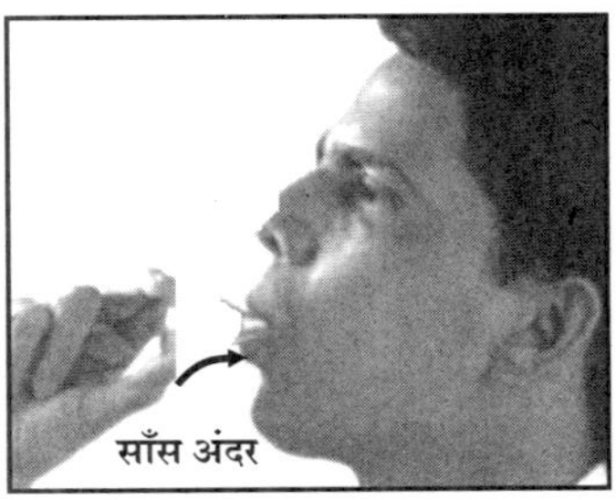

ध्यान रहे साँस तेजी से अन्दर खीचें, धीरे-धीरे नहीं, वरना दवाई मुँह में ही रह जाएगी और फेफड़ों में नहीं पहुँचेगी व आपको कोई लाभ भी नहीं होगा। यदि दवाई का स्वाद आप मुँह में महसूस करते हैं तो आपकी साँस खींचने की गति धीमी है। इसे और ताकत से खींचिए।

▸ साँस पूरी खींचने के बाद साँस को कुछ क्षणों के लिए अन्दर रोक लीजिए।

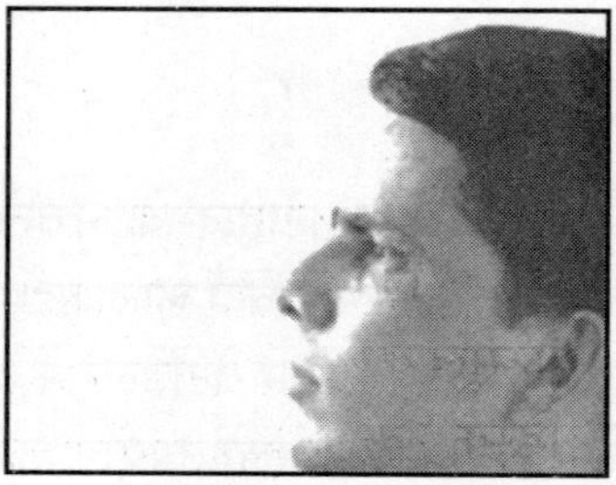

▸ रोटाहेलर को मुँह से निकाल कर धीरे-धीरे साँस बाहर छोड़ दीजिए। आप देखेंगे कि रोटाकेप खाली हो गया है। वैसे तो एक बार में ही रोटाकेप खाली हो जाना चाहिए, परन्तु यदि ऐसा न हो तो इसे दुबारा भी खींचा जा सकता है।

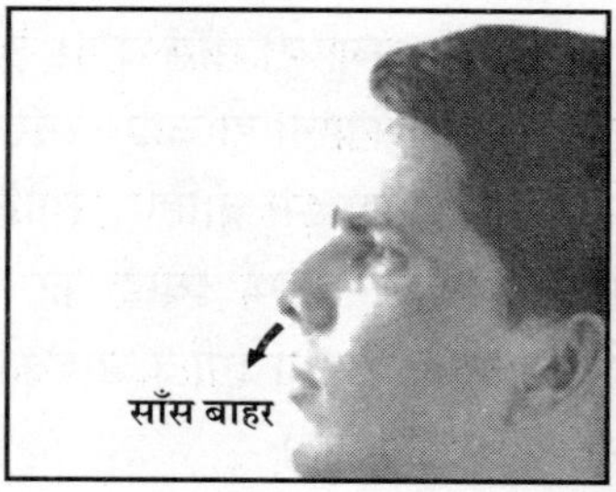

▸ इसके बाद रोटाहेलर को खोल कर खाली कैप्सूल बाहर निकाल दीजिए।

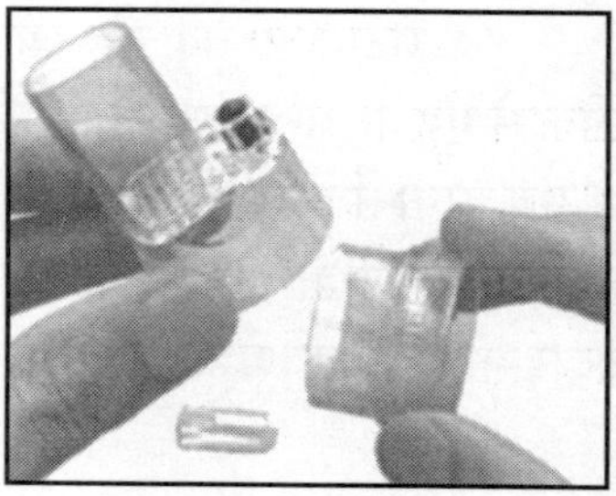

▸ जब कभी आप रोटाहेलर में पावडर जमा देखें तो इसे सादे पानी से धो लें व पूरी तरह सूखा कर रखें।

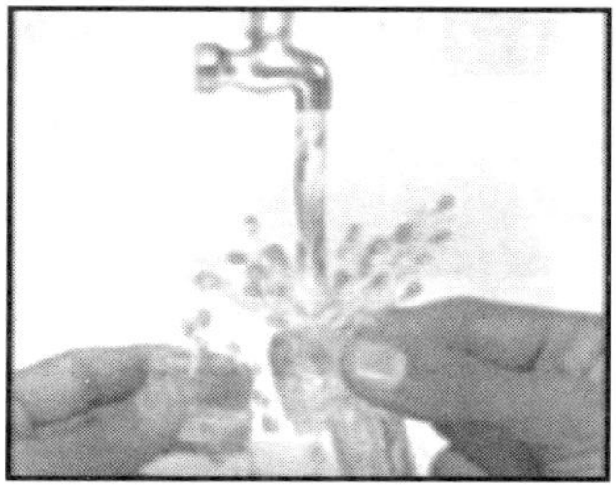

डिस्कहेलर :– यह भी ड्रायपावडर इन्हेलर है, परन्तु इसमें दवाई कैप्सूल की जगह डिस्क में भरी जाती है। इस डिस्क को पंक्चर करके रोटाहेलर की तरह ही दवाई साँस से फेफड़ों में खींची जाती है।

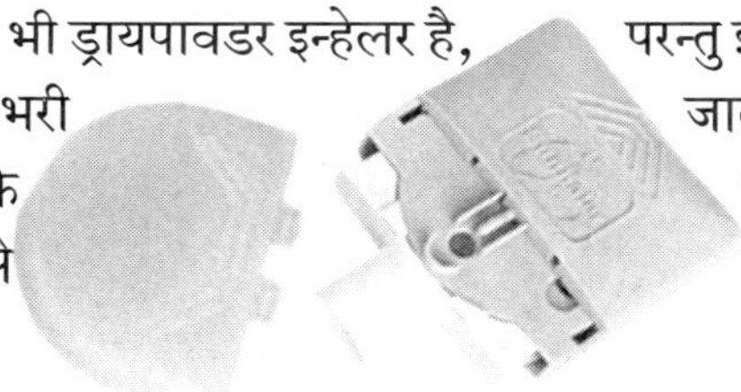

डिस्कहेलर कैसे लें?

डिस्कहेलर में डिस्क लगाने का तरीका।

▸ डिस्कहेलर की केप इस तरह बाहर खींचकर निकालिए।

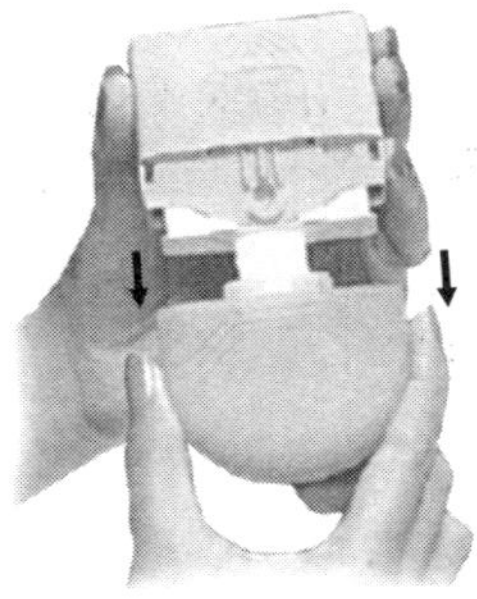

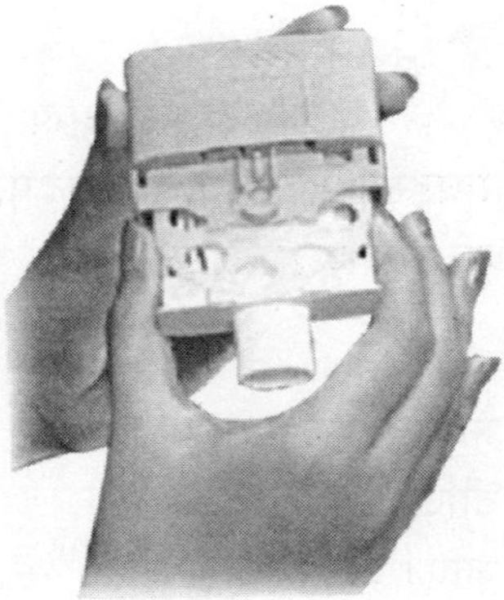

▸ डिस्क कैरियर के लॉक को अँगूठे एवं अँगुली की सहायता से अंदर दबाते हुए डिस्क कैरियर को बाहर निकाल लीजिए।

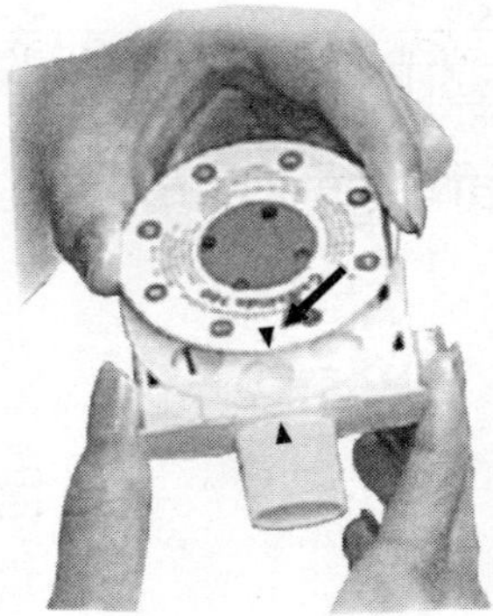

▸ डिस्क को डिस्क कैरियर में इस तरह रखिए कि डिस्क पर बना तीर का निशान डिस्क हेलर के मुँह वाले हिस्से पर बने तीर के सामने आ जाए।

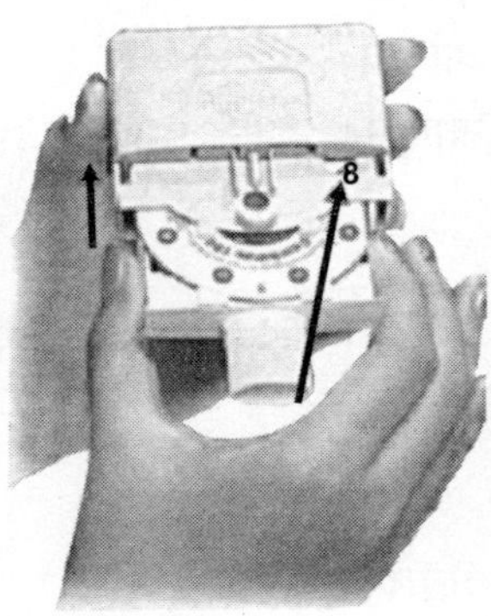

▸ डिस्क कैरियर को लॉक दबाते हुए डिस्कहेलर में वापस डाल दीजिए। डिस्कहेलर में मौजूद डोज़-इंडीकेटर में आपको 8 अंक दिखाई देगा।

अब डोज़ लेने के लिए डिस्कहेलर को तैयार कीजिए।

1. डिस्कहेलर को चित्र में दर्शाए अनुसार पकड़ लीजिए और डिस्कहेलर के फ्लेप को ऊपर 90° तक उठा दीजिए, ताकि डिस्क पूरी पंचर हो जाए। ध्यान रहे फ्लेप को आधा उठाकर ही नहीं छोड़ना है, वरना डिस्क का केवल ऊपर वाला कवर ही पंचर होगा और दवाई बाहर नहीं निकल सकेगी।

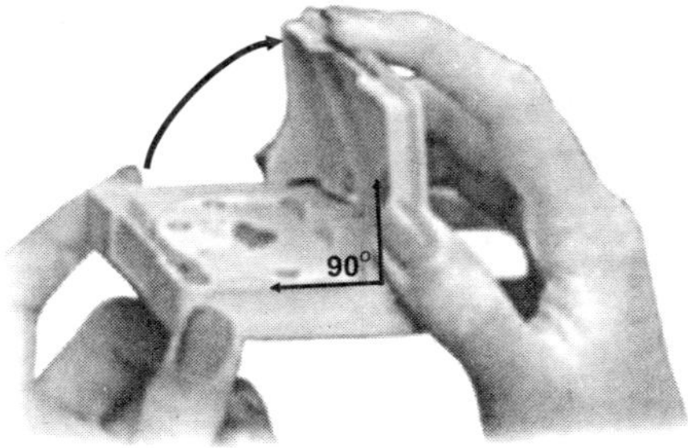

2. इस तरह से फ्लेप को उठाने पर फ्लेप में लगा पियरसर डिस्क को उपर से नीचे तक पंचर कर देगा व डिस्क में मौजूद दवाई का पावडर डिलेवरी ट्रे में आ जाएगा।

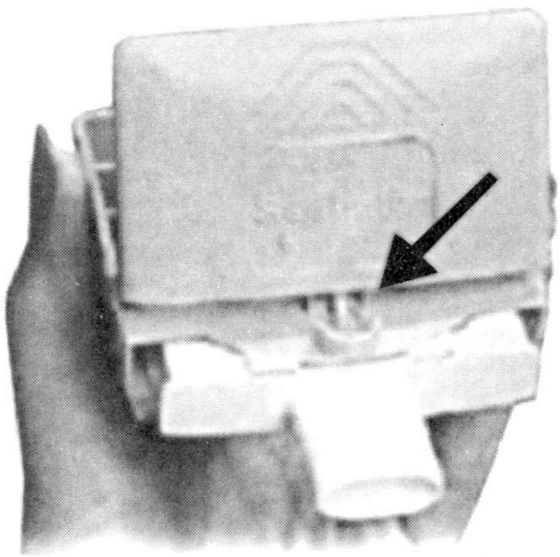

अब फ्लेप को बंद कर दीजिए, आपका डिस्कहेलर डोज़ लेने के लिए तैयार है।

डोज़ इस तरह लीजिए

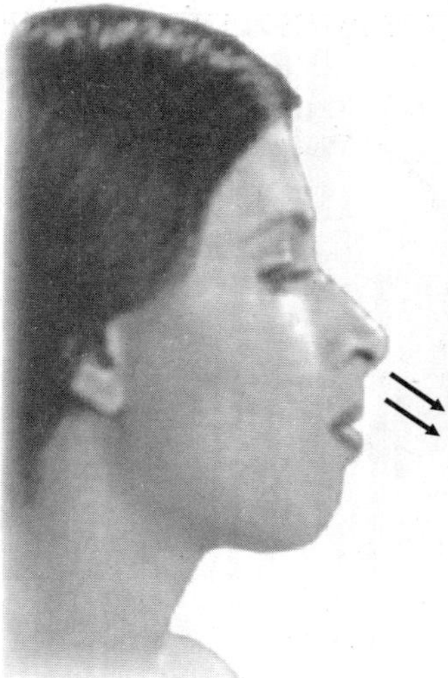

▸ एक गहरी साँस अंदर लीजिए और साँस को पूरी तरह बाहर निकाल दीजिए।

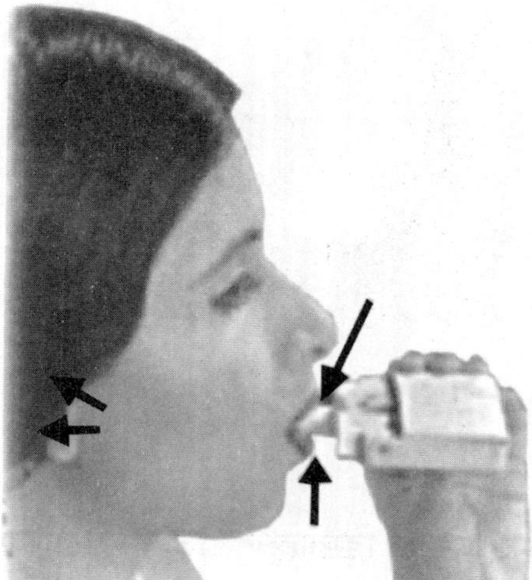

▸ साँस पूरी तरह बाहर छोड़कर डिस्कहेलर का मुँह वाला हिस्सा मुँह में रख लीजिए व उसे सब तरफ से होंठों से बन्द कर लीजिए।

▸ फिर साँस को तेजी से मुँह से अन्दर खींचिए (साँस नाक से नहीं खींचना है) व पूरी साँस खींचकर कुछ सेकन्ड के लिए अंदर ही रोक लीजिए।

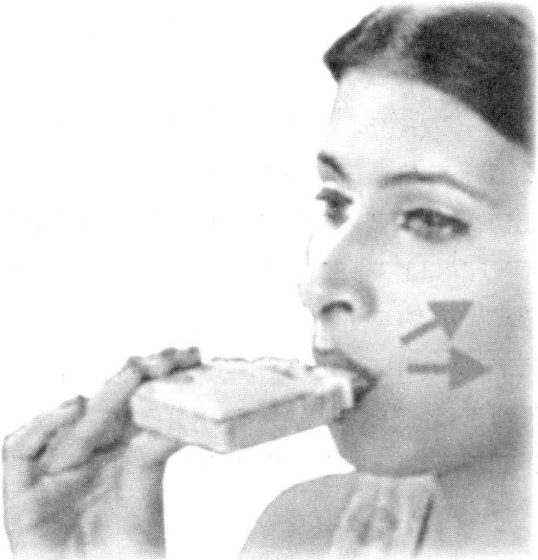

▸ फिर डिस्क-हेलर मुँह से निकाल कर धीरे-धीरे साँस बाहर छोड़ दीजिए।

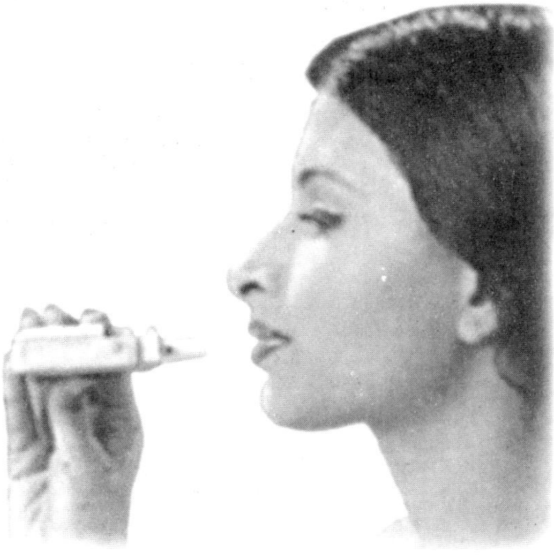

टर्बोहेलर व एक्यूहेलर में 60 डोज़ एक साथ भरे होते हैं। इन्हें सिर्फ हर बार लोड करना होता है। इनको लेने का तरीका भी रोटाहेलर या डिस्कहेलर जैसा है।

नेबुलाईजर

ऐरॉसॉल चिकित्सा में नेबुलाईजर एक बहुत ही उपयोगी उपकरण है। आजकल कई चिकित्सकों के पास व हर छोटे-बड़े अस्पताल में यह उपकरण रहता है, जिसकी सहायता से रोगी को किसी भी स्थिति में आसानी से दवाई दी जा सकती है। इसके उपयोग से हम कई बार रोगी को अस्पताल में भर्ती होने से बचा लेते हैं व दमे के गंभीर अटैक में, जब रोगी इन्हेलर, रोटाकेप या डिस्क आदि लेने की स्थिति में नहीं होता, हम नेबुलाईजर से दवाई देकर रोगी को तुरन्त राहत पहुँचा सकते हैं। अब तो कई रोगी घर पर ही इसका उपयोग करते हैं, परन्तु यह चिकित्सक की सलाह के अनुसार व उनकी निगरानी में ही किया जाना चाहिए।

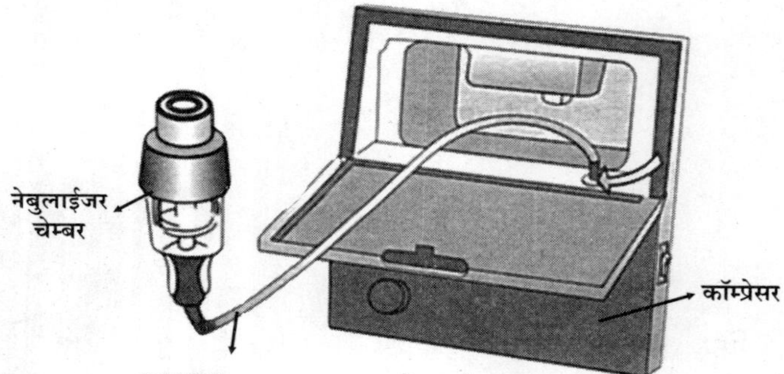

नेबुलाईजर मशीन

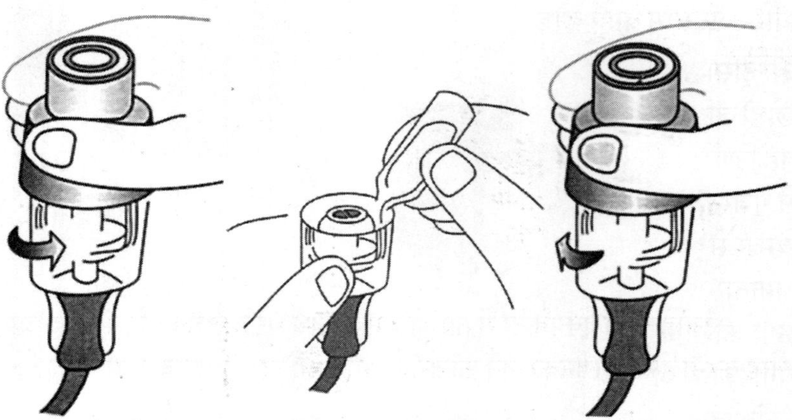
नेबुलाईजर चेम्बर का ढ़क्कन खोलिए
नेबुलाईजर चेम्बर में इस तरह दवाई डालिए
नेबुलाईजर चेम्बर के ढ़क्कन को बन्द कर दीजिए

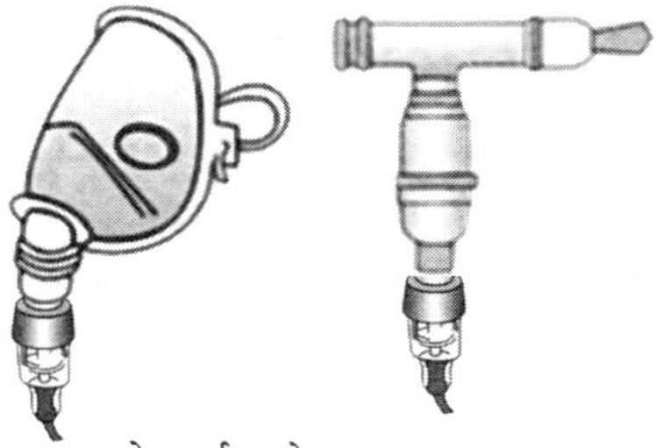

नेबुलाईजर चेम्बर पर मास्क या माऊथपीस इस तरह लगाइए।

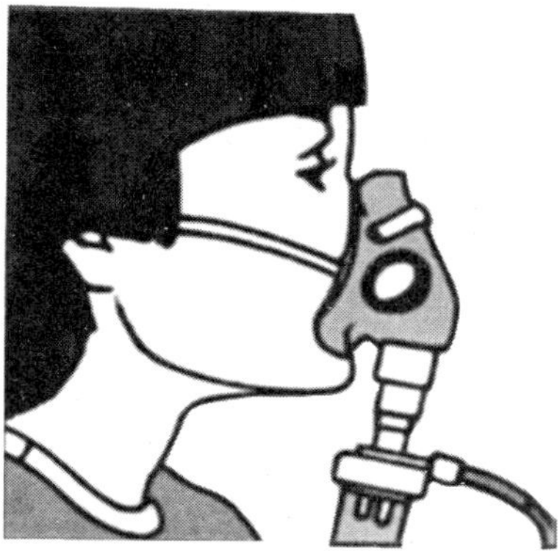

मास्क को नाक व मुँह पर इस तरह लगाइए

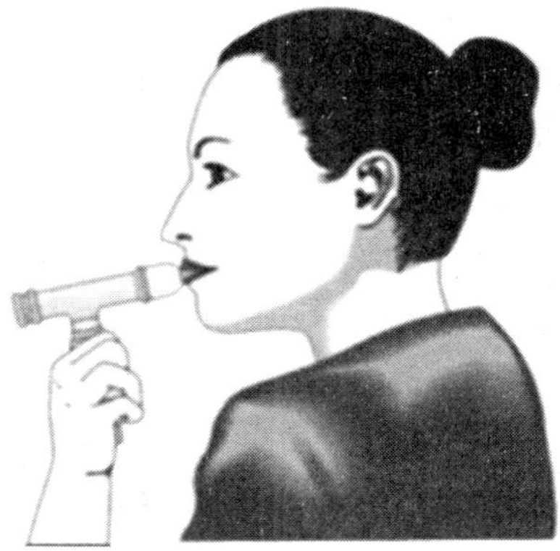

माऊथपीस को इस तरह मुँह में रखिए

नेबुलाईजर का सिद्धान्त भी इन्हेलर जैसा ही है। इसमें एक कॉम्प्रेसर (या अल्ट्रासाऊण्ड) की सहायता से एक निश्चित दबाव पर हवा नेबुलाईजर चेम्बर में छोड़ी जाती है। जिसमें दमे की दवा तरल रूप में भरी होती है। दवा कितनी भरनी है यह निर्णय चिकित्सक को करना होता है। जब यह हवा तेजी से उस तरल दवाई में से गुजरती है तो दवाई के बारीक कण बन जाते हैं, जो वाष्प या मिस्ट के रूप में चेम्बर से बाहर निकलते हैं। दवाई की यह वाष्प रोगी साँस द्वारा अपने फेफड़ों में लगातार खींचता है जिससे धीरे-धीरे दमे की दवाई फेफड़ों में पहुँचने लगती है व रोगी की श्वास नलिकाओं में आया संकुचन या स्पाज्म कम होने लगता है और रोगी को राहत मिल जाती है। नेबुलाईजर से साँस की नलियाँ खोलने वाली (ब्रोंकोडायलेटर) व उनकी सूजन व संवेदनशीलता कम करने वाली दवाइयाँ दी जा सकती हैं।

साँस से दवाई लेना v/s मुँह से दवाई लेना

INHALED v/s ORAL ROUTE

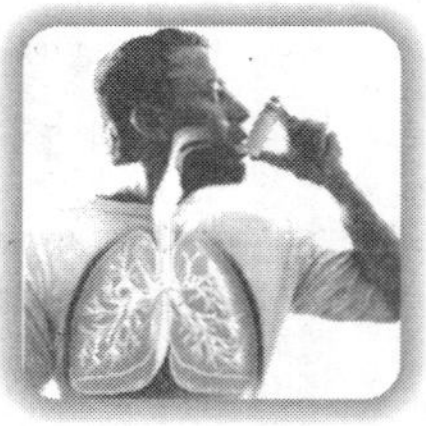

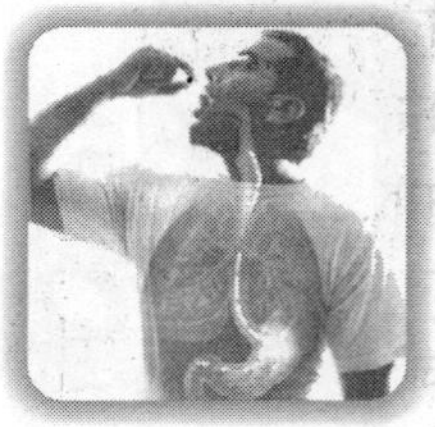

INHALED	ORAL ROUTE
▸ एरॉसॉल के रूप में लेने पर दवाइयों की मात्रा बहुत ही कम (माइक्रोग्राम में) लेनी पड़ती है।	▸ वे ही दवाइयाँ मुँह से लेने पर 20 से 40 गुना या इससे भी अधिक मात्रा में लेनी पड़ती हैं।
▸ साँस द्वारा एरॉसॉल के रूप में ली गई दवा सीधे फेफड़ों में पहुँचती है, जहाँ दवाई की जरूरत है।	▸ मुँह से ली गई दवाई पहले पेट में जाती है फिर रक्त में मिलकर लीवर में होती हुई फेफड़ों तक पहुँचती है।
▸ दवाइयाँ सीधे फेफड़ों में पहुँच कर तुरन्त अपना कार्य शुरू कर देती हैं, जिससे रोगी को कुछ ही मिनटों में राहत मिल जाती है।	▸ दवाई का कार्य शुरू होने में काफी समय लग जाता है व रोगी को राहत भी बहुत देर से मिलती है।
▸ एरॉसॉल के रूप में ली गई दवाई फेफड़ों तक ही सीमित रहती है शरीर के अन्य भागों में नहीं जाती, इसलिए दवाई के दुष्प्रभाव भी नहीं होते हैं।	▸ दवाई फेफड़ों के अलावा शरीर के अन्य भागों में भी पहुँचती है जिससे दवाई के दुष्प्रभाव अधिक होते हैं।
▸ कार्टिसोन दवाइयाँ एरॉसॉल के रूप में लेने पर शरीर को नुकसान नहीं पहुँचातीं।	▸ कार्टिसोन दवाइयाँ मुँह से लेने पर वह कई तरह के शारीरिक नुकसान पहुँचाती है जैसे- ब्लडप्रेशर बढ़ना, शक्कर बढ़ना, हड्डियाँ कमजोर होना आदि।
▸ लम्बे समय तक लेने पर ऐरॉसॉल दवाइयाँ सस्ती पड़ती हैं।	▸ लम्बे समय तक लेने पर मुँह से लेने वाली दवाइयाँ महँगी पड़ती हैं।

अभी हमने विभिन्न दवाओं व उनके उपयोग के तरीकों को विस्तार से समझा, इनमें से कौन सी दवा व दवा लेने का कौन सा तरीका आपके लिए सर्वाधिक उपयुक्त रहेगा इसका निर्धारण चिकित्सक व रोगी दोनों को मिलकर ही करना चाहिए। बच्चों के विषय में उनके अभिभावकों को भी इस निर्णय में शामिल होना चाहिए।

इसके साथ ही दमा के प्रबंधन में सहायक उपचार या अल्टरनेटिव थेरेपी का भी बहुत महत्व है। इन सहायक उपचारों का तर्कसंगत उपयोग दमा के प्रबंधन में किया जाए तो रोगियों को बहुत लाभ होता है। इन सहायक उपचारों की सहायता से रोगी अपना दमा कम से कम दवाओं व कई बार दवाओं के बगैर भी काबू में रख सकता है, अतः रोगियों को इनकी जानकारी व प्रशिक्षण अवश्य लेना चाहिए व अपनी क्षमता के अनुसार इन्हें अपनाना चाहिए।

आइए, अब हम कुछ प्रमुख सहायक उपचारों की जानकारी लेते हैं।

इन्हें भी आजमाइए

दमा में सहायक उपचार

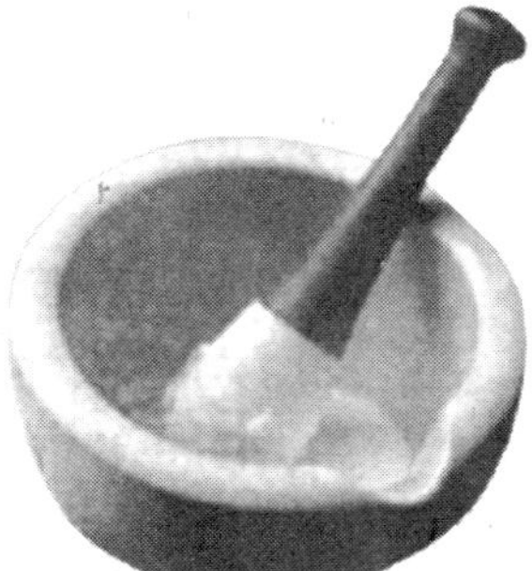

जैसा कि नाम से ही विदित है कि ये उपचार दमा के पारम्परिक उपचार के सहायक उपचारों के रूप में उपयोगी होते हैं।

दमा के लिए हमारे यहाँ कई तरह के उपचार प्रचलित हैं, परन्तु इन उपचारों के वैज्ञानिक आधार का अभी ठीक से हमें ज्ञान नहीं है। न ही इन पर कोई विशेष शोधकार्य ही हुए हैं। इसलिए इन उपचारों का तरीका भी एकसम्मत नहीं है और न ही इनसे सभी रोगियों को समान परिणाम ही मिलते हैं। हम अक्सर देखते हैं कि किसी विशेष उपचार से कुछ रोगियों को काफी लाभ होता है, परन्तु ज्यादातर रोगियों को अपेक्षित लाभ नहीं होता। अतः किसी भी रोगी को वैज्ञानिक आधार पर दमा के सिद्ध परिणाम देने वाले पारम्परिक उपचार की जगह ये सहायक उपचार नहीं करने चाहिए, हाँ इनका उपयोग पारम्परिक उपचार के साथ-साथ सहायक उपचार के रूप में किया जाए तो अधिकाधिक रोगी इनसे लाभान्वित होते हैं। हमारे यहाँ प्रचलित गैर पारम्परिक या सहायक उपचार निम्न हैं :-

- प्राणायाम
- योग
- हर्बल मेडिसिन
- एक्यूप्रेशर, एक्यूपंक्चर
- आयुर्वेदिक दवाइयाँ
- होम्योपैथी
- प्राकृतिक उपचार

ये उपचार कई बार इस दावे के साथ किए जाते हैं कि इनसे आपका दमा बिल्कुल ठीक हो जाएगा, परन्तु ज्यादातर रोगियों को निराशा ही हाथ लगती है।

कई बार इन उपचारों को अपनाते समय रोगी अपनी सारी दवाइयाँ बन्द कर देते हैं या चिकित्सक उनकी दवाइयाँ बन्द करवा देते हैं जिसका दूरगामी परिणाम

यह होता है कि धीरे-धीरे दमा लाइलाज या इर्रिवर्सीबल अवस्था में पहुँच जाता है और ऐसे में मरीज लौट कर फिर वैज्ञानिक उपचार की शरण में आता है, परन्तु तब तक काफी देर हो चुकी होती है, क्योंकि फेफड़ों में आ चुके स्थायी बदलावों को अब किसी भी दवा से सुधारा जाना सम्भव नहीं होता।

ये सारे उपचार दमा को नियन्त्रित करने में बहुत सहायक हो सकते हैं। इन उपचारों का समावेश दमा के मैनेजमेन्ट में रोग की गंभीरता, रोगी की स्थिति व उसका रहन-सहन, इन उपायों को ठीक तरह से अपनाने व कर पाने की रोगी की क्षमता व इच्छाशक्ति व अन्य परिस्थितियों को ध्यान में रखकर दमा के वैज्ञानिक उपचार के साथ-साथ किया जाए तो निश्चित ही दमा के रोगियों को काफी लाभ हो सकता है व रोग को दवाइयों की कम से कम मात्रा में नियन्त्रित किया जा सकता है।

हम सभी को यह समझना चाहिए कि ये सारे उपाय या उपचार एक दूसरे के पूरक हैं। कोई उपचार परिपूर्ण नही हैं। अतः यदि हम दमा के मैनेजमेन्ट प्रोग्राम में इन सभी उपचारों का न्यायसंगत व कौशलपूर्वक समावेश करें तो हमें दमा को परास्त कर रोगियों को एक बेहतर जिन्दगी देने में कामयाबी मिल सकती है, परन्तु यह तभी होगा जब सभी चिकित्सक इन चिकित्सा पद्धतियों के लाभ व इनकी सीमाओं को स्वीकार करें। मात्र कुछ लोगों को किसी चिकित्सा विशेष से लाभ मिलता हो तो यह नहीं मान लेना चाहिए कि यही पद्धति दमा को जड़ से मिटाने में सक्षम है। यदि आप उन रोगियों का दीर्घकालीन अध्ययन करें तो पता चलेगा कि जो लाभ उन्हें शुरुआत में हुआ था वह कुछ समय ही रहा। हो सकता है रोगी को लाभ, दमा की रेमिशन अवस्था के कारण हुआ हो। परन्तु इसे बहुत बढ़ा-चढ़ा कर प्रस्तुत करना रोगियों को असमंजस में डालने का कार्य करता है और अन्ततः रोगी ही नुकसान में रहता है। मरीजों को भी अब यह बात पूर्णतः समझनी चाहिए कि दमा का ऐसा कोई रामबाण उपचार आज तक विश्व में कही नहीं खोजा जा सका जो सभी रोगियों को समान रूप से दमामुक्त करने की क्षमता रखता हो। अतः विश्वभर के चिकित्सक व चिकित्सा वैज्ञानिक जो शोध कर रहे हैं, उनके आधार पर विकसित की गई चिकित्सा, जो 90 फीसदी से भी अधिक लोगों को वांछित परिणाम देती है, को समझ कर पूरे विश्वास के साथ अपनाना ही हितकर होगा।

सही तरीके से साँस लेना

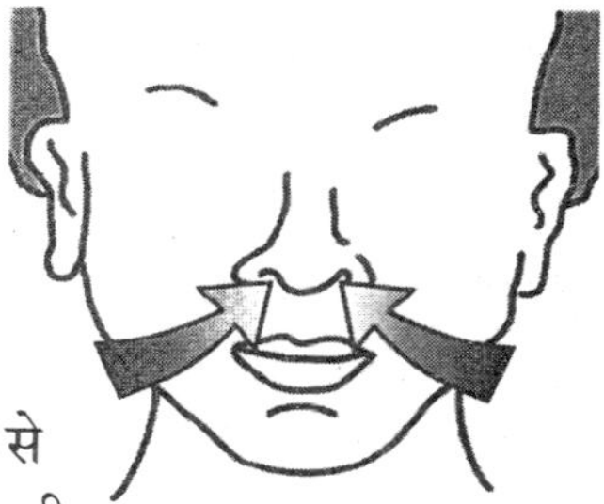

जैसा कि हम जानते ही हैं हमारा जीवन प्राणवायु ऑक्सीजन पर निर्भर है। ऑक्सीजन की पर्याप्त आपूर्ति के अभाव में हमारा शरीर सामान्य रूप से कार्य नहीं कर सकता। शरीर को ऑक्सीजन पूरी मात्रा में मिले इसके लिए यह जरूरी है कि हम साँस सही तरीके से लें। आप कहेंगे कि क्या अब हमें साँस लेना भी सीखना पड़ेगा? हाँ, आपको सामान्य साँस लेना सीखने की आवश्यकता तो नहीं है, क्योंकि ईश्वर ने इस क्रिया को पर्याप्त स्वायत्त बनाया है जिससे आपकी साँस मरते दम तक अपने आप ही चलती रहती है, परन्तु देखा यह गया है कि कई लोगों का और विशेषकर श्वास सम्बंधी रोगों के मरीजों का साँस लेने का तरीका पूरी तरह ठीक नहीं होता। आइए, सही तरीके से साँस लेने के बारे में जाने।

हमारे फेफड़ों में करोड़ों की संख्या में वायुकोष होते हैं जहाँ साँस द्वारा अन्दर ली गई शुद्ध हवा आती है और यहीं गैस एक्सचेन्ज की क्रिया होती है। ऑक्सीजन शुद्ध हवा से निकलकर रक्त में आ जाती है और रक्त द्वारा लाई गई कार्बन डायऑक्साइड वायुकोषों में छोड़ दी जाती है, जो साँस बाहर निकालते समय हमारे शरीर से साँस के साथ बाहर निकल जाती है। ज्यादातर लोग गहरी साँस लेने के अभ्यस्त नहीं होते जिससे फेफड़ों का लगभग एक चौथाई भाग ही श्वसन के उपयोग में आता है। शेष तीन चौथाई भाग निष्क्रिय पड़ा रहता है, जो अधिक श्रम करने, दौड़ने, सीढ़ी चढ़ने के समय ही काम आता है। जिन वायुकोषों में हवा नहीं पहुँचती, वे यदि लगातार निष्क्रिय पड़े रहे तो इनकी कार्यक्षमता घटने लगती है व इनमें विजातीय द्रव्य जमने लगते हैं और व्यक्ति को साँस सम्बंधी रोग होने की सम्भावनाएँ बढ़ जाती हैं। अतः साँस लेने का सही तरीका वही होना चाहिए जिससे फेफड़ों का अधिकांश

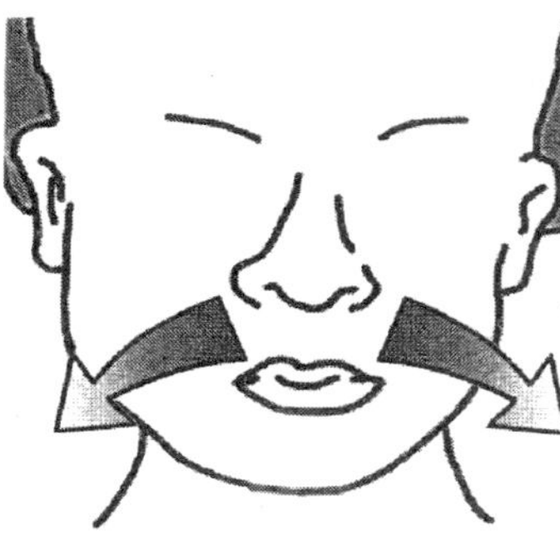

भाग श्वसन के काम आए व लगातार क्रियाशील बना रहे। यह कार्य उचित तरीके से गहरी साँस लेकर ही किया जा सकता है। साँस हमेशा नाक से ही लेनी चाहिए, मुँह से कदापि नहीं। साँस लेने का सही तरीका सीखने व उसे स्वभाव बना लेने के लिए कुछ अभ्यास जरूरी हैं। जिन्हें नियमित करना चाहिए।

1. शुरू-शुरू में जब भी आपका ध्यान साँस पर जाए उस समय खूब गहरी साँस लें। साँस लेते समय पेट को फुलाएँ और ऐसा अनुभव करें कि साँस नाभि में समा रही है। इस तरह से कई बार गहरी साँस लें, इसे दिन में कई बार किया जा सकता है। जब भी आपका ध्यान साँस पर जाए यह देख लें कि आप इसी तरह से साँस ले रहे हैं या नहीं, यदि नहीं तो उसी समय उपरोक्त तरीके से साँस लें। इस तरह धीरे-धीरे गहरी साँस लेने की आदत हो जाएगी तथा साँस के साथ अधिक से अधिक मात्रा में वायु अंदर ली जा सकेगी, जिससे उचित मात्रा में ऑक्सीजन शरीर को मिलेगी तथा ज्यादा से ज्यादा कार्बन डायऑक्साइड शरीर से बाहर निकलेगी।

2. सीधे खड़े हो जाएँ या तनकर बैठ जाएँ तथा पेट को ढीला रखकर पेट द्वारा साँस अंदर खींचे, ऐसा करने से साँस के साथ-साथ पेट फूलता जाएगा। साँस लेते समय नाभि पर हाथ रखकर थोड़ा दबाव भी डाल सकते हैं। साँस छोड़ते समय धीरे-धीरे साँस छोड़िए तथा पेट को अंदर पीठ की तरफ खींचते जाएँ, ऐसे जितनी अधिक से अधिक साँस आप छोड़ सकते हैं छोड़िए, ताकि फेफड़े ज्यादा से ज्यादा खाली हो जाएँ। अब पुनः उसी तरह से पेट फुलाते हुए साँस लें। ध्यान रहे साँस हमेशा नाक से ही लें, मुँह से कभी नहीं। यह क्रिया कई बार दोहराइएँ। जब दमा का दौरा पड़े या साँस की तकलीफ हो, साँस को मुँह से सीटी बजाते हुए धीरे-धीरे निकालना चाहिए।

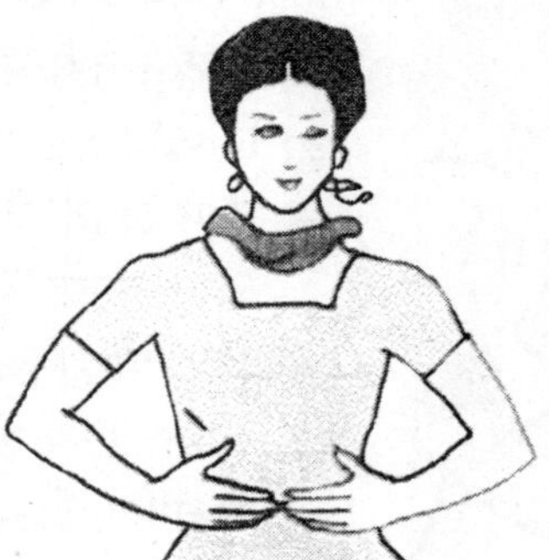

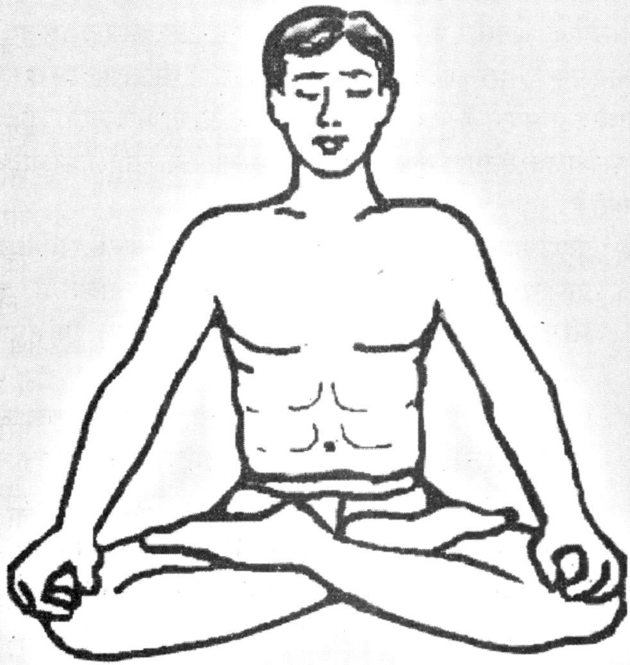

प्राणायाम

साधारण भाषा में हम विशेष तरीके से कुछ नियमों का पालन करते हुए साँस लेने, रोकने तथा छोड़ने की क्रिया को ही **प्राणायाम** कह सकते हैं।

प्राणायाम से लाभ :- हमारे प्राचीन ग्रन्थों में ऋषि-मुनियों ने प्राणायाम के असंख्य लाभ बताये हैं उनमें से मुख्य हैं :-

- फेफड़ों की शक्ति का बढ़ना।
- रक्त की शुद्धि ठीक तरह से होना।
- मानसिक विकार दूर होना तथा शरीर व मन में प्रफुल्लता आना।
- नाड़ी चक्रों में चेतना का संचार होना।

- सर्दी, ज़ुकाम, सायनस, दमा व फेफड़ों सम्बंधी बीमारियों में अत्यधिक लाभ होना आदि।

शास्त्रों के अनुसार प्राणायाम के कई भेद व उन्हें करने के अलग-अलग तरीके बताए गए हैं, परन्तु सामान्यजन सरल तरीके से भी प्राणायाम करके इनका काफी लाभ उठा सकते हैं। आप विभिन्न यौगिक प्राणायाम करना चाहें तो उन्हें किसी योग्य शिक्षक से सीख सकते हैं। प्राणायाम करने के लिए निम्न बातें ध्यान में रखना जरूरी है :-

- प्राणायाम हमेशा खाली पेट करें। सुबह नित्यकर्म से निवृत्त होकर प्राणायाम कर सकते हैं, बाद में कुछ खा-पी सकते हैं। शाम को भी खाना खाने के एक घंटा पूर्व, जब पेट खाली हो, प्राणायाम किया जा सकता है।
- प्राणायाम साफ एवं खुली जगह पर जहाँ भरपूर शुद्ध हवा मिल सके वहीं करना चाहिए, इसके लिए घर की छत या बगीचा ठीक स्थान है, पर इस बात का पूरा ध्यान रखना चाहिए कि बाहर तेज हवा न चल रही हो तथा धूल न उड़ रही हो। जिन लोगों को परागकण से एलर्जी हो उन्हें परागकण की बहुतायत वाले मौसम में बाहर या बगीचे में प्राणायाम नहीं करना चाहिए। ठंड के मौसम में कमरे में ही खिड़कियाँ खोलकर प्राणायाम किया जा सकता है।
- प्राणायाम करते समय तंग कपड़े नहीं पहनें। यदि संभव हो तो खुले बदन ही प्राणायाम करें, जिससे सारे शरीर को ताजी हवा का स्पर्श मिलेगा तथा आनन्द की अनुभूति होगी।
- प्राणायाम हमेशा शांत भाव से मन को एकाग्र रखकर ही करें। गुस्सा, शोक या मानसिक तनाव रखकर प्राणायाम करने से लाभ नहीं होगा।
- प्राणायाम करते समय साँस सिर्फ नाक से ही लें तथा अपना पूरा ध्यान साँस पर ही लगाने का प्रयास करें, शुरू-शुरू में मन भटकेगा पर धीरे-धीरे एकाग्रता आती जाएगी।
- साँस का लेना, छोड़ना आदि धीरे-धीरे लयबद्ध तरीके से हो, झटके से साँस न लें न छोड़ें।
- सर्दी-ज़ुकाम हो रहा हो या नाक बंद हो तो ठीक होने तक प्राणायाम न करें।

प्राणायाम की सरल विधि

प्राणायाम में साँस अन्दर लेने को **पूरक**, बाहर छोड़ने को **रेचक**, साँस अन्दर लेकर रोकने को **कुम्भक** तथा साँस बाहर छोड़कर रोकने को **बाह्य कुम्भक** कहा जाता है। इस तरह प्राणायाम में पूरक-कुम्भक-रेचक-बाह्यकुम्भक आदि क्रियाएँ लयबद्ध तरीके से की जाती हैं। प्राणायाम शुरू करने से पहले कुछ दिन साँस की करसतें करने से आसानी हो जाती है या आप कुछ दिनों तक गहरी-गहरी व लंबी साँस धीरे-धीरे लेने व छोड़ने का अभ्यास कर लें, ताकि प्राणायाम ठीक तरह से आसानी से किया जा सके।

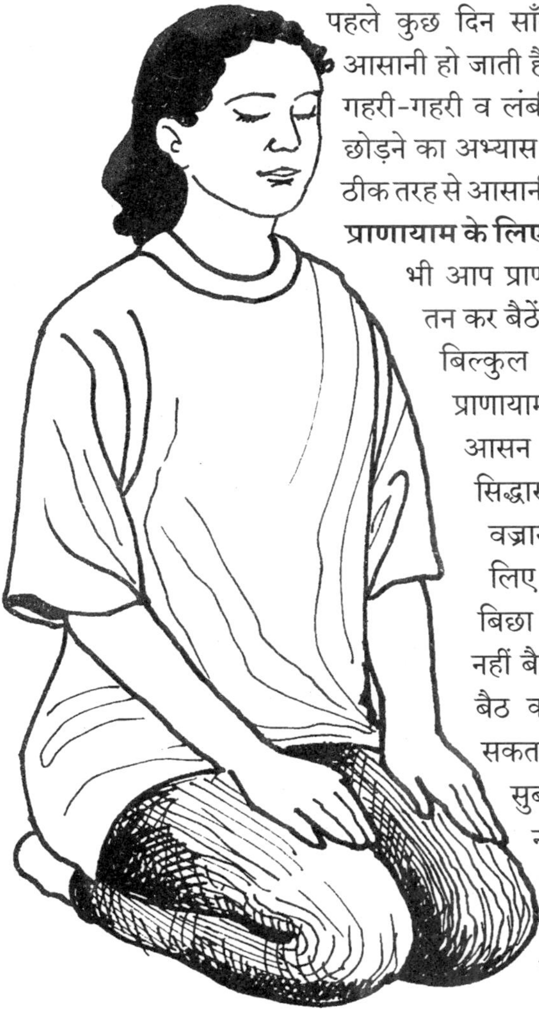

प्राणायाम के लिए बैठने की विधि :- जब भी आप प्राणायाम करें, हमेशा सीधे तन कर बैठें। आपकी रीढ़ की हड्डी बिल्कुल सीधी होनी चाहिए। प्राणायाम के लिए आप किसी भी आसन में बैठ सकते हैं जैसे सिद्धासन, सुखासन, पद्मासन, वज्रासन आदि। प्राणायाम के लिए जमीन पर ऊनी कम्बल बिछा कर बैठें। यदि आप नीचे नहीं बैठ सकते तो कुर्सी पर भी बैठ कर प्राणायाम किया जा सकता है। चलते-फिरते या सुबह घूमते समय प्राणायाम नहीं करना चाहिए यह गलत है। इससे लाभ की जगह नुकसान भी हो सकता है।

श्वास रोगों में उपयोगी प्राणायाम :- वैसे तो प्राणायाम कई तरह के होते हैं और इनको करने की विधियाँ भी अलग-अलग हैं, परन्तु सभी प्राणायाम सभी के लिए सम्भव नहीं होते। यहाँ हम कुछ ऐसे प्राणायाम के बारे में बता रहे हैं जो विशेषकर श्वास के रोगियों के लिए बहुत लाभदायक हैं और इन्हें सभी लोग बड़ी आसानी से सीख व कर सकते हैं।

1. नाड़ी शोधन प्राणायाम :- सर्वप्रथम आप यह परीक्षण करें कि नासिका का कौन सा स्वर चल रहा है। नासिका में दाएँ व बाएँ दो नथुने होते हैं। नाक से हथेली के पीछे जोर से साँस छोड़ने से पता चल जाता है कि किस तरफ के नथुने से साँस ज्यादा तेजी से आ रही है। जिस तरफ से हवा तेजी से आ रही हो वह स्वर (दायाँ या बायाँ) चल रहा है।

अब नाड़ी शोधन प्राणायाम से स्वरों को शुद्ध कर लेना चाहिए। इसे करने के लिए दाएँ हाथ के अँगूठे व बीच की दो अँगुलियों का उपयोग नथुने को बन्द करने के लिए किया जाता है। अँगूठे से दायाँ व अँगुलियों से बायाँ नथुना बन्द किया जाता है। यदि आपका दायाँ स्वर चल रहा है तो अँगुलियों से बायाँ नथुना बन्द करलें व दायें नथुने से धीरे-धीरे गहरी साँस अन्दर लीजिए, साँस को जितना आप रोक सकते हैं रोक कर रखें, फिर दाएँ नथूने को अँगूठे से दबाकर बन्द कर दें व बाएँ नथुने को अँगुलियाँ हटा कर खोल दें व इससे साँस धीरे-धीरे बाहर निकाल दें। अब बाएँ नथुने से ही पुनः साँस धीरे-धीरे अन्दर लें व जब तक रोक सकें, रोक कर दाएँ नथुने से धीरे-धीरे बाहर निकाल दें। यह एक प्राणायाम हुआ। इस तरह आप 15 से 20 बार इस प्राणायाम को कीजिए व धीरे-धीरे इसे बढ़ाते जाइए।

2. भस्त्रिका प्राणायाम :- इस प्राणायाम में दोनों नासिकाओं से श्वास को ताकत से छाती में भरा (पेट में नहीं) व पूरी शक्ति से नाक द्वारा ही बाहर निकाला जाता है। ध्यान रहे शुरुआत में इस प्राणायाम को मन्द गति से ही करें व धीरे-धीरे अभ्यास होने पर मध्यम गति से व फिर तीव्र गति से इसे किया जा सकता है।

(अ) उच्च रक्तचाप व हृदय रोग हो तो इसे तीव्र गति से ना करें।

(ब) यदि तीव्र गति से प्राणायाम करने पर सर चकराने लगे तो थोड़ा रुक कर पुनः करें।

(स) इस प्राणायाम को 3 से 5 मिनट तक करें।

3. कपालभाति प्राणायाम :- इस प्राणायाम में श्वास को तेजी से बाहर निकाला जाता है। साँस बाहर निकालते समय पेट अन्दर की ओर खिंचता है व साँस लेते समय बाहर आता है। इस प्राणायाम में पेट व डायफ्राम का उपयोग साँस बाहर निकालने के लिए किया जाता है, जिससे फेफड़ों का निचला भाग क्रियाशील होता है व तेजी से साँस बाहर निकालने से श्वास नलिकाओं की सफाई भी हो जाती है। इस प्राणायाम को 5 से 10 मिनट तक किया जाता है। श्वास छोड़ते समय मन में यह भाव रहे कि इस श्वास के साथ ही शरीर के सारे विकार निकल रहे हैं व आप पूर्ण स्वस्थ हो रहे हैं।

इसके अलावा भी कई और प्राणायाम होते हैं, जिन्हें आप योग्य शिक्षक से सीख कर उनका लाभ उठा सकते हैं। ध्यान रहे पुराने दमा के रोगी, जो काफी मात्रा में स्टेराईड गोलियाँ ले रहे हैं या ले चुके हैं, उच्च रक्तचाप व हृदय रोग से पीड़ित रोगी, जोड़ों व रीढ़ की हड्डी के रोगों से ग्रसित रोगी प्राणायाम व योग का अभ्यास योग्य शिक्षक की देखरेख में व अपने चिकित्सक की सलाह लेकर ही करें।

योग

हमारे ऋषि-मुनियों द्वारा स्वास्थ्य रक्षा के लिए दिखाया गया एक उत्तम मार्ग है योग। योग में सरल से लेकर कठिनतम आसन किए जाते हैं, जिनको करने के लिए अभ्यास चाहिए। सामान्यजन कुछ सरल योगाभ्यास करके भी लाभान्वित हो सकते हैं। वैसे तो योग का अभ्यास किसी योग्य शिक्षक की देख-रेख में ही करना चाहिए, परन्तु कुछ लाभदायक सरल योग आप किसी अच्छी पुस्तक में पढ़कर व देखकर भी सीख सकते हैं। बस आपके अन्दर एक ललक एवं संकल्प होना चाहिए। कुछ आसान व लाभकारी योग इस प्रकार हैं :

(1) भुजंगासन (2) सर्वांगासन (3) हलासन (4) ताड़ासन (5) योगमुद्रा (6) सूर्य नमस्कार (7) शवासन आदि।

योग करने से पूर्व

योग के कुछ नियम-संयम होते हैं जिनका पालन करना योग से पूर्ण लाभ उठाने के लिए आवश्यक है। कुछ साधारण नियम इस प्रकार हैं -

★ योगासन हमेशा खाली पेट शौचादि से निवृत्त होने के बाद ही करें।
★ योग करते समय मलमूत्र का वेग नहीं होना चाहिए।
★ योगासन करते समय मन शांत व तनाव तथा चिंता से मुक्त होना चाहिए, खराब मूड में योग न करें।
★ योगासन हमेशा स्वच्छ स्थान पर जहाँ शुद्ध हवा बराबर आती रहे, सुबह व शाम को करना चाहिए।
★ योगासन बिस्तर पर नहीं किए जाते, जमीन पर दरी या कम्बल बिछाकर योगासन कीजिए।
★ योगासन करने के बाद विश्राम अवश्य करें। विश्राम के लिए शवासन करना उत्तम है।

भुजंगासन

इसमें शरीर को फन उठाए साँप की तरह रखा जाता है।

विधि - पेट के बल लेटकर दोनों पैरों को मिला लें। पाँव खींचे हुए रखें तथा दोनों हाथ कमर के थोड़े आगे जमीन पर रखकर धीरे-धीरे पहले सिर उठायें फिर कंधे, फिर सीना उठाकर जितना सामने देख सकें देखें। नाभि जमीन पर टिकी रहे। ऊपर उठते समय साँस अंदर खींचकर रोक लें। अब धीरे-धीरे वापस पूवार्वस्था में आ जाएँ तथा नीचे आते समय साँस बाहर छोड़ते जाएँ। इसे 3 से 5 बार करें, फिर विश्राम करें।

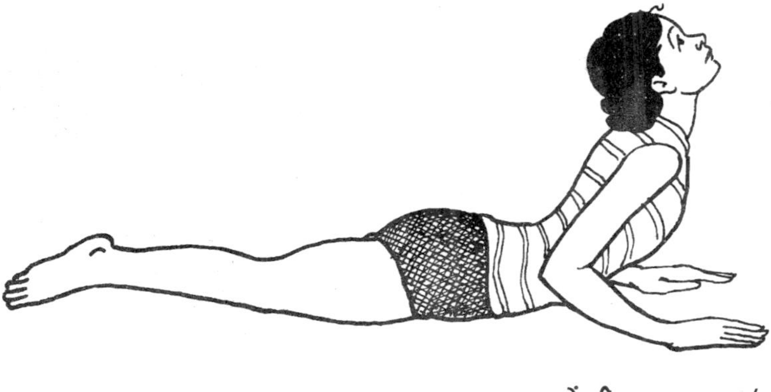

सर्वांगासन

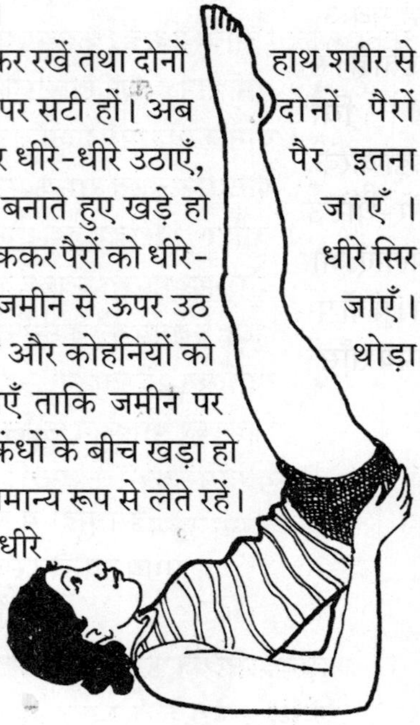

इस आसन का प्रभाव पूरे शरीर पर पड़ता है।

विधि – चित्त लेट जाएँ, पैर मिलाकर रखें तथा दोनों हाथ शरीर से सटाकर रखें, हथेलियाँ खुली तथा जमीन पर सटी हों। अब दोनों पैरों को बिल्कुल सीधे रखते हुए जमीन से ऊपर धीरे-धीरे उठाएँ, पैर इतना उठाएँ कि वे कमर से 90 डिग्री का कोण बनाते हुए खड़े हो जाएँ। साँस सामान्य गति से लेते रहें। अब साँस रोककर पैरों को धीरे-धीरे सिर की तरफ झुकाएँ ताकि नितंब तथा कमर जमीन से ऊपर उठ जाएँ। अब दोनों हथेलियों से नितंबों को सहारा दें और कोहनियों को थोड़ा चौड़ा रखकर शरीर को सीधा ऊपर उठाएँ ताकि जमीन पर कोहनियाँ, कंधे व सिर ही रहें। शेष शरीर कंधों के बीच खड़ा हो जाए। इस मुद्रा में कुछ देर रहें तथा साँस सामान्य रूप से लेते रहें। शुरू में इसे 2 से 3 मिनट करें, फिर धीरे-धीरे समय बढ़ाते जाएँ व 5 - 6 मिनट तक कर लें। गर्भवती स्त्रियाँ, हृदयरोगी तथा बहुत मोटे लोग इस आसन को न करें।

हलासन

सर्वांगासन का ठीक अभ्यास होने के बाद इसे करें।

विधि – पीठ के बल लेट जाएँ तथा पैरों को ऊपर उठाएँ तथा दोनों हाथों से कमर को सहारा दें। अब पैरों को सिर की तरफ झुकाएँ व साँस रोक लें। पैर के अँगूठे धीरे-धीरे सिर के ऊपर जमीन पर टिकाने की कोशिश करें। जोर से या झटके से अँगूठे टिकाने की कोशिश न करें, कुछ अभ्यास के बाद यह हो जाएगा। इस अवस्था में एक मिनट रहें व सामान्य साँस लें। अब पैरों को वापस ऊपर उठाते हुए पूर्वस्थिति में ले आएँ व कुछ समय विश्राम करें।

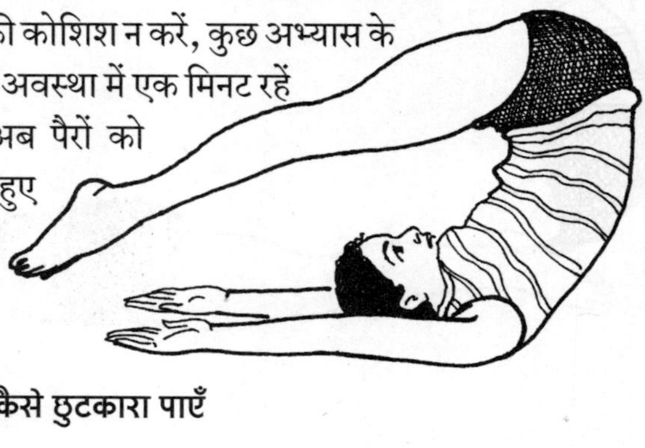

ताड़ासन

यह सब आसनों में सरल आसन है। इसका प्रभाव समस्त स्नायुओं पर अच्छा पड़ता है। सभी लोग इसे कर सकते हैं।

विधि – सीधे खड़े हो जाएँ, दोनों पैरों को मिलाकर रखें और शरीर को कड़ा करके एड़ियाँ उठाएँ तथा पंजों के बल खड़े हो जाएँ। साथ ही दोनों हाथों को धीरे-धीरे ऊपर की तरफ ले जाएँ तथा सिर के ऊपर ले जाकर दोनों हथेलियों को मिलाएँ और शरीर को थोड़ा खींचें जैसे आप लंबाई बढ़ाने की कोशिश कर रहे हों। पंजों पर खड़े होते समय साँस लें व कुछ समय साँस रोक कर वापस नीचे आते समय साँस छोड़ दें।

योगमुद्रा

इस मुद्रा में बैठने का अभ्यास करें तथा जब अधिक समय तक बैठ सकें तो सामान्य गति से साँस लें।

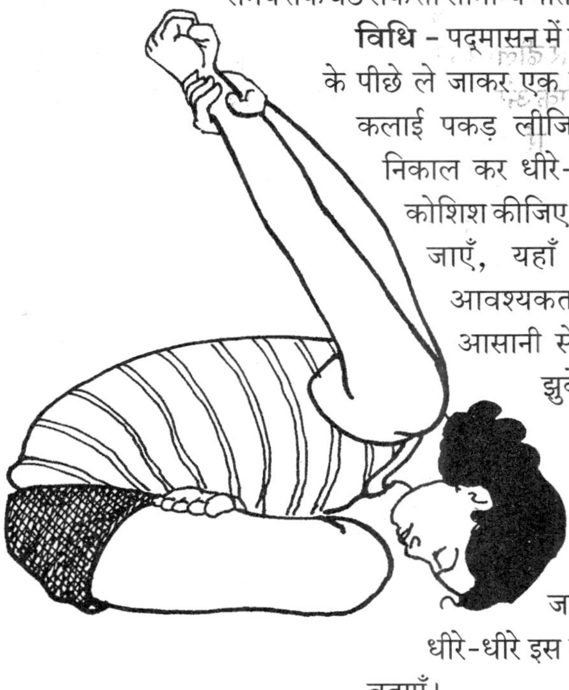

विधि – पद्मासन में बैठकर दोनों हाथ कमर के पीछे ले जाकर एक हाथ से दूसरे हाथ की कलाई पकड़ लीजिए। अब साँस बाहर निकाल कर धीरे-धीरे आगे झुकते हुए कोशिश कीजिए कि नाक जमीन पर लग जाएँ, यहाँ भी जोर देने की आवश्यकता नहीं है, जितनी आसानी से झुक सकें उतना ही झुकें। साँस बाहर ही रोककर रखें, फिर साँस लेते हुए धीरे-धीरे ऊपर उठें व पूर्वावस्था में आ जाएँ। इसे 2-3 बार करें व धीरे-धीरे इस मुद्रा में बैठने का समय बढ़ाएँ।

सूर्य नमस्कार

यह सर्वाधिक लाभकारी योगासन है। इसमें बारह अवस्थाएँ होती हैं तथा प्रत्येक अवस्था से शरीर को अनेकानेक लाभ होते हैं।

शवासन

योगासन करने के बाद हमेशा शवासन करना चाहिए। इससे सारा शरीर ढीला हो जाता है तथा शरीर में नई चेतना व स्फूर्ति का संचार होता है।

विधि – पीठ के बल चित्त लेट जाएँ। दोनों पैर फैलाकर एक दूसरे से थोड़ी दूरी पर रखें। हाथ फैला कर हथेलियाँ ऊपर आसमान की ओर रखें। सारे शरीर को बिल्कुल ढीला छोड़ दें, कहीं भी तनाव न रहे। आँखें बंद करके मन को एकाग्र करें व शांत भाव से कुछ देर इसी अवस्था में रहें तथा एक-एक अंग को ढीला करते जाएँ। शुरू में आपको मन को एकाग्र करने तथा शरीर को ढीला छोड़ने में सफलता नहीं मिलेगी, परन्तु निरन्तर प्रयास से कुछ दिनों में आप यह क्रिया सीख जाएँगे। शवासन करते समय शुरू में आप मन में सोच-सोच कर कि मेरा दायाँ पैर ढीला पड़ रहा है, मेरा बायाँ पैर ढीला पड़ रहा है, हाथ ढीले पड़ रहे हैं, पेट ढीला पड़ रहा है ऐसे शरीर का एक-एक अंग ढीला छोड़ते जाएँ तो ठीक रहेगा। यह आसन जब भी आप मानसिक या शारीरिक तनाव महसूस करते हों तब किया जा सकता है। इसे 10-15 मिनट करने से शरीर फिर से तरोताजा हो जाता है।

इनके अलावा कई योगासन व सूक्ष्म यौगिक क्रियाएँ दमा में काफी लाभकारी है, जिनकी जानकारी व प्रशिक्षण आप किसी योग्य योग शिक्षक से प्राप्त कर सकते हैं।

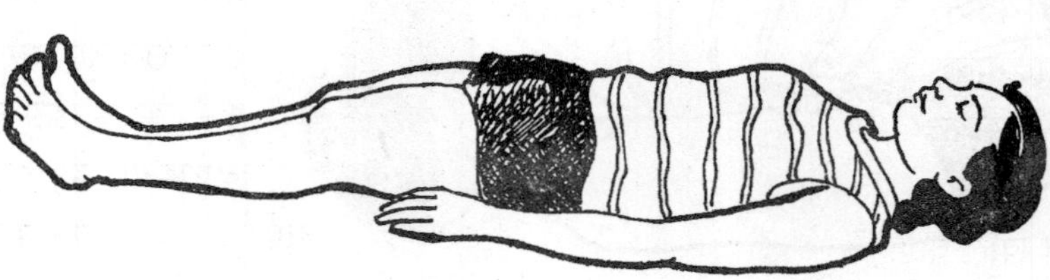

जल नेती

यह एक आसान क्रिया है। इससे सर्दी-ज़ुकाम का बना रहना या बार-बार होना, सायनस की तकलीफ, खाँसी, दमा आदि में बहुत लाभ मिलता है। सावधानी से करने पर यह एक निरापद क्रिया है, जिसे आसानी से किया जा सकता है।

विधि- (1) नेती के लिए एक विशेष प्रकार का टोंटीदार लोटा बाजार में मिलता है। आप एक लीटर क्षमता का लोटा ले लीजिए।

(2) लोटे को साफ कर लें व उसे गरम पानी से धोकर करीब आधा लीटर पानी भर लें। पानी स्वच्छ हो तथा उसे 20 मिनट तक उबाल कर ठंडा कर लिया हो तो उत्तम रहेगा। ठीक लगे तो पानी में चुटकी भर सेंधा नमक डाल लें।

(3) अब स्टूल पर बैठ जाएँ या पैरों पर बैठ जाएँ तथा सिर को एक ओर झुका दें और ऊपर वाले नथुने में लोटे की टोंटी लगा लें तथा मुँह खोल कर धीरे-धीरे साँस लें (नाक से साँस न लें, क्योंकि इससे पानी सायनस में चढ़ जाएगा व सिर भारी-भारी लगेगा)।

(4) अब लोटे को थोड़ा-थोड़ा झुकाते जाएँ, जिससे नाक में पानी जाएगा। यह पानी नीचे वाले नथुने से बाहर आने लगेगा। इसी तरह लोटे को झुकाते हुए सारा पानी नाक में डालकर निकल जाने दें, फिर टोंटी निकाल कर अच्छी तरह नाक साफ कर लें। अब दूसरी तरफ से भी यही क्रिया करें। इसे आप सुबह-शाम कर सकते हैं। शुरू में कुछ परेशानी हो तो अपने नजदीक के किसी योग चिकित्सक से नेती सीख सकते हैं। इसमें सावधानी इतनी ही रखनी है कि लोटा हमेशा स्वच्छ व गर्म पानी से साफ किया हो तथा पानी को 20 मिनट तक उबाल कर ठण्डा कर लिया गया हो। इसके लिए आप बोतल वाले नॉरमल सलाईन का उपयोग भी कर सकते हैं, जो बैक्टीरिया रहित होता है। उसे गर्म करने की आवश्यकता नहीं है। दूसरी बात साँस मुँह से ही लेना है, नाक से नहीं। नेती करने के बाद नाक को ठीक से छींक कर साफ करने के बाद पुनः नाक से साँस लीजिए।

नाक को साफ करने के लिए पहले एक नथुना बंद करके जोर से साँस झटके के साथ दूसरे नथुने से बाहर फेंकिए, फिर दूसरे नथुने से यही क्रिया कीजिए। फिर दोनों नथुने खोल कर झटके से साँस बाहर फेंकिए जिससे सारा पानी बाहर आ जाएगा। नाक फिर भी गीली लगे या अंदर पानी महसूस हो तो सफाई फिर से कर लीजिए।

प्राकृतिक चिकित्सा एवं रसाहार

प्राकृतिक चिकित्सा में उपवास का बहुत महत्व है। जब दमा की तकलीफ गलत खान-पान तथा पेट की गड़बड़ी से ही होती है या बढ़ती है तब उपवास काफी सहायक होता है। उपवास से शरीर की शुद्धि होती है तथा शरीर में जमे विजातीय पदार्थ बाहर निकल जाते हैं व पाचन संस्थान को पर्याप्त विश्राम मिल जाता है।

वैसे तो उपवास तीन से सात दिन के होने चाहिए तथा उपवास के दौरान नींबू पानी के अलावा कुछ भी नहीं लेना चाहिए, परन्तु यदि आप इस तरह के कठिन उपवास करने में असमर्थ हों तो निराश होने की आवश्यकता नहीं है। सप्ताह में एक दिन पूर्ण उपवास करके सादा, सुपाच्य तथा हरी सब्जियों व सलाद की अधिकता वाला भोजन नियमित लेने से भी आप लाभान्वित हो सकते हैं। उपवास के साथ सुबह-शाम कुनकुने पानी का एनीमा लेना हितकर होता है। यदि किसी कारणवश आप उपवास कर ही नहीं पाते तो **रसाहार** आपके लिए उत्तम उपाय रहेगा।

रसाहार

ज्यादातर रोगों की जड़ हमारा आहार ही होता है। प्रकृति ने हमें विभिन्न प्रकार के उत्तम आहार प्रदान किए हैं, पर हम स्वाद की खातिर इन चीजों को विभिन्न क्रियाओं से गुजारकर तथा तरह-तरह की चीजों का मिश्रण करके इनकी गुणवत्ता को खत्म ही नहीं कर देते, वरन् कई बार नुकसानदायक भी बना देते हैं। रसाहार वह वरदान है, जिससे कई रोगों में अत्यधिक लाभ होता है, दमा उनमें से एक है। रसाहार में फलों व सब्जियों के रस का उपयोग किया जाता है, कुछ पौधों जैसे-गेहूँ के जवारे (गेहूँ बोने के बाद जब 5-6 इंच का पौधा बन जाए) को भी पीस कर रस बनाकर पिया जाता है।

कच्चे फलों व सब्जियों के रस में क्षारीय तत्व अधिक मात्रा में होता है। यह रक्त और ऊतकों में अम्ल-क्षार संतुलन को बनाए रखने में काफी सहायक है। रक्त की अम्लता भी दमा का एक कारण है। साथ ही इन रसों में विद्यमान विटामिन्स, खनिज तत्व, एन्ज़ाइम्स वगैरह पौषक तत्व भी शरीर को भरपूर मात्रा में मिलते हैं, जिनसे रोग प्रतिकारक शक्ति बढ़ती है।

रसाहार के कुछ साधारण नियम

(1) हमेशा ताजा रस का ही उपयोग करना चाहिए। जब आप रसाहार लेना चाहें तभी इसे तैयार करके तुरन्त पी लें, फ्रीज में रखने पर या कुछ देर पड़ा रहने पर रस के गुण नष्ट हो जाते हैं। फल व सब्जियाँ भी ताजी ही लें।

(2) फल व सब्जियों के रसों का शरीर पर अलग-अलग प्रभाव होता है अतः इन्हें मिलाकर या एक साथ उपयोग नहीं करना चाहिए।

(3) रोग के अनुसार ही फल व सब्जियों का चुनाव करें, विपरीत प्रकृति के रस का उपयोग न करें।

दमा में – नींबू, अनन्नास, टमाटर, गाजर, प्याज व पालक आदि का रस लेना चाहिए।

ज़ुकाम-सर्दी में – नींबू, सन्तरा, अनन्नास, गाजर, पालक आदि।

कब्ज में – सेब, नासपाती, अंगूर, नींबू, गाजर, पालक आदि।

एलर्जी में – अंगूर, गाजर, चुकन्दर, पालक।

एसीडिटी – अंगूर, सन्तरा, मौसम्बी, पालक आदि।

इस तरह हम देखते हैं कि नींबू, गाजर, अंगूर व पालक का रस सभी रोगों में उपयोगी है। अतः इनका उपयोग करना चाहिए। एक समय में एक ही रस का उपयोग करना ठीक रहता है। रस दिन में 3-4 घंटे के अंतर से 5-6 बार लिया जा सकता है। सुबह उठने पर नियमित एक ग्लास ठंडे पानी में आधे कागजी नींबू का रस दो चम्मच शहद मिलाकर लेना चाहिए। फिर निश्चित किया गया रस 3-4 घंटे के अंतर से लें। शुरू में रस की मात्रा प्रतिदिन 250 ग्राम के करीब रखें तथा प्रतिदिन थोड़ा-थोड़ा बढ़ाते जाएँ जब तक कि यह मात्रा 500-600 ग्राम न हो जाए। रस उपचार एक माह तक लें तथा फिर आवश्यकतानुसार इसे समय-समय पर लेते रहें। सप्ताह में एक दिन सिर्फ रसाहार पर रहना भी हितकर है। यदि आप रसाहार न कर सकते हों तो कच्ची सब्जियाँ, सलाद व ताजे फलों का नियमित उपयोग भी लाभदायक है। रसाहार पर रहना धीरे-धीरे बढ़ाएँ, पहले एक वक्त भोजन की जगह रसाहार पर रहने से शुरुआत की जा सकती है, जिसे कुछ दिन करने के बाद पूरा दिन रसाहार पर रहने की कोशिश करें। यदि कुछ दिनों तक लगातार रसाहार पर ही रह सकें तो उत्तम होगा। नियमित दिन में दो बार रसाहार करके सादे भोजन पर भी रहा जा सकता है। आप अपनी सुविधा व क्षमता के अनुसार इसका उपयोग करें।

गेहूँ के पौधों (जवारे) का उपयोग

अमेरिकी वैज्ञानिक डॉ. श्रीमती एस. विगमोर की टीम ने गेहूँ के पौधे के औषधीय गुणों पर अनुसंधान करने से पाया कि इसके रस के सेवन से कई हठीले रोगों में बहुत फायदा होता है। इसका उपयोग भी बहुत सरल तथा सस्ता है जिसे सभी अपना सकते हैं।

गेहूँ के पौधों का रस बनाने के लिए किचन गार्डन या गमलों का उपयोग किया जा सकता है। आप 8-10 गमले लें व रोज एक-एक गमले में कुछ गेहूँ के दाने बो दीजिए तथा नित्य पानी डालिए जिससे 9-10 दिन में गेहूँ के पौधे निकल आएँगे, जब ये पौधे 6-7 इंच के हो जाएँ तब पहले गमले से पौधे उखाड़ कर साफ कर लीजिए तथा जड़ वाला हिस्सा काटकर अलग कर दीजिए। ऊपर वाले भाग को सील पर या खरल में बारीक पीस लीजिए तथा पानी डालकर कपड़े से छान लीजिए जिससे आधा ग्लास रस तैयार हो जाएगा। इसे तुरंत पी लें, रखा रहने पर इसके गुण नष्ट हो जाते हैं।

इसी तरह आप खाली हुए गमलों में गेहूँ बोते जाइए तथा नित्य सुबह व शाम इसका रस बनाकर सेवन कीजिए। एक माह तक नियमित सेवन से लाभ नजर आने लगेगा। जब तक चाहें इस रस का उपयोग कर सकते हैं।

इस तरह के कई उपचार दमा एवं एलर्जी के मैनेजमेन्ट में सहायक हो सकते हैं, परन्तु कई लोग इन उपचारों की आड़ में रोगियों को कार्टीसोन दवाइयाँ खिलाते रहते हैं, जिसके भयंकर दुष्प्रभाव होने पर मरीज को अपनी गलती का एहसास होता है। अतः रोगियों को ऐसे उपचार बहुत सोच-समझ कर व योग्य चिकित्सक से ही लेना चाहिए। लोगो की बातों में आकर यहाँ-वहाँ इस तरह के उपचार करने वाले लोगों से कभी दवाई न लें वर्ना फिर पछताने के अलावा कोई चारा नहीं रहेगा।

इस तरह हमने दमे के प्रभावी मैनेजमेन्ट की विस्तृत जानकारी ली। इस पूरे मैनेजमेन्ट प्रोग्राम को हमेशा याद रखने व उस पर स्टेपवाइज़ अमल करने की दृष्टि से इसे **फाईव स्टेप मैनेजमेन्ट ऑफ अस्थमा** के रूप में प्रस्तुत किया गया है। इसे रोगी हमेशा अपने सामने रख सकते हैं ताकि वे अपने दमा को हमेशा नियंत्रण में रखने के लिए प्रेरित हो सकें। इसे आप अपने आईने पर भी लगा सकते हैं।

फाइव स्टेप मैनेजमेन्ट ऑफ अस्थमा

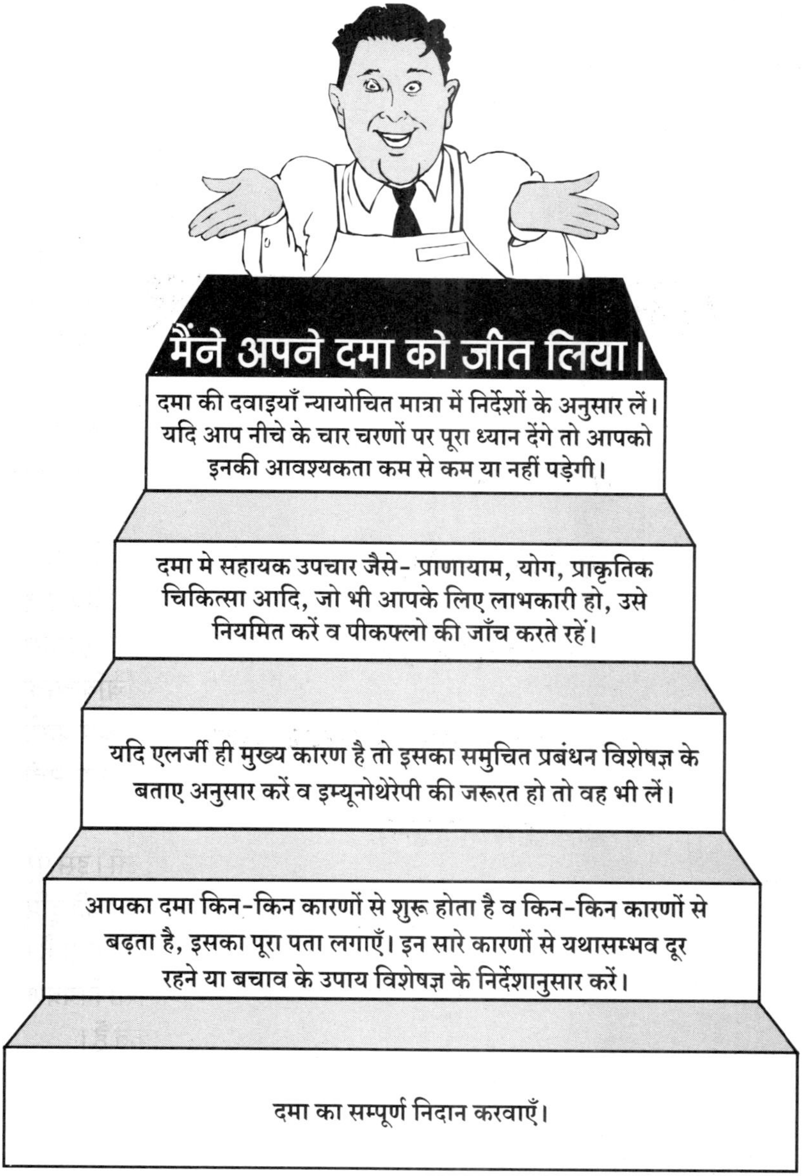

दमा : कुछ प्रकार

- *बच्चों में दमा*
- *अधिक उम्र में दमा*
- *गर्भावस्था में दमा*
- *श्रम या कसरत से उत्पन्न दमा*
- *खाँसी वाला दमा*

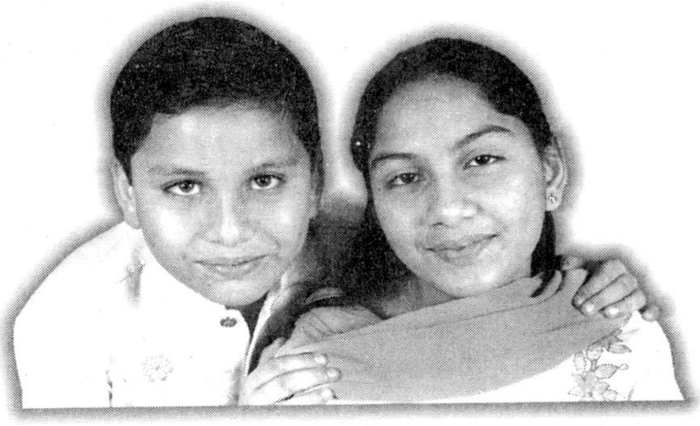

बच्चों में दमा

बच्चों में पाए जाने वाले क्रॉनिक रोगों में दमा एक प्रमुख रोग है। ऐसा देखा गया है कि दमे के करीब 50% युवा रोगियों को इस रोग की शुरुआत बचपन में ही हो जाती है। लगभग 5 से 6% बच्चे दमा से पीड़ित होते हैं। इनमें से ज्यादातर बच्चों में दमा की शुरुआत 8 वर्ष की उम्र से पहले ही हो जाती है और आधे तो 3 वर्ष की उम्र होते-होते दमा के शिकार हो जाते हैं। अक्सर बच्चों में दमा का ठीक-ठीक निदान नहीं हो पाता। बच्चों को बार-बार होने वाली खाँसी व साँस की तकलीफ और छाती से आती साँस की आवाज (Wheeze) का निदान रिकरन्ट ब्रोंकाईटिस, एलर्जीक ब्रोंकाईटिस या क्रॉनिक ब्रोंकाईटिस के रूप में किया जाता है। जिसके परिणामस्वरूप बच्चों को सही समय पर दमा की उचित चिकित्सा नहीं मिलती व बचाव की रूपरेखा भी तैयार नहीं हो पाती। धीरे-धीरे इन बच्चों में कई तरह की शारीरिक व मानसिक विकृतियाँ आ जाती हैं और बच्चा स्कूल में भी पिछड़ने लगता है। कई बार उसमें हीन भावना भी घर कर जाती है।

बच्चों में दमा का निदान :- बच्चों में दमा का निदान थोड़ा कठिन अवश्य होता है, क्योंकि कई अन्य कारणों या बीमारियों से भी बच्चों में दमा जैसी ही तकलीफें होती हैं, परन्तु फिर भी यदि माता-पिता व चिकित्सक ठीक से ध्यान दें तो ज्यादातर बच्चों में समय रहते दमा का निदान हो सकता है। बच्चों में सामान्यतः निम्न लक्षण पाए जाने पर दमा होने की संभावना सर्वाधिक होती है।

- ☹ ***बार-बार खाँसी व सर्दी होना।***
- ☹ ***खाँसी का लम्बे समय तक बने रहना व साधारण खाँसी की दवाइयों से ठीक न होना।***
- ☹ ***खाँसी के साथ साँस में तकलीफ होना या छाती में से सीटी जैसी आवाज आना।***
- ☹ ***ज्यादातर इन तकलीफों का रात में या अलसुबह होना।***
- ☹ ***छाती में कफ खड़खड़ाना व सोते समय बच्चे की छाती से खर्र-खर्र की आवाज आना व पसली चलना।***
- ☹ ***थोड़ा सा दौड़ने, सीढ़ी चढ़ने या खेलने से खाँसी आना या साँस भर जाना।***
- ☹ ***बार-बार निमोनिया हो जाना।***
- ☹ ***किसी विशेष मौसम में ही बच्चे को बार-बार खाँसी-सर्दी होना।***
- ☹ ***बच्चे के परिवार में किसी को दमा या एलर्जी की शिकायत होना।***

उपरोक्त चिह्न देखते ही सर्वप्रथम यह शंका होनी चाहिए कि कहीं बच्चे को दमा तो नहीं है? यदि ये तकलीफें किन्हीं अन्य कारणों से हो रही हो तो उनका भी पूरा निदान होना आवश्यक है, ताकि समय रहते बच्चे को उचित उपचार दिया जा सके।

बच्चों में दमा का मैनेजमेन्ट :- बच्चों में दमा का उपचार तथा नियन्त्रण ठीक से हो, इसके लिए यह बहुत जरूरी है कि बच्चों के अभिभावकों को दमा की पूर्ण वैज्ञानिक जानकारी हो। साथ ही यदि बच्चा स्वयं समझने की उम्र में है तो उसे भी मैनेजमेन्ट की पूरी जानकारी दी जानी चाहिए, ताकि अभिभावक व बच्चा मिलकर इस रोग के सही उपचार व नियन्त्रण में अपना पूरा-पूरा सहयोग दे सके। स्कूली बच्चों के इलाज में उनके शिक्षक-शिक्षिकाओं का भी महत्वपूर्ण योगदान होता है। अतः दमा के मैनेजमेन्ट की व्यूहरचना में चिकित्सक, पालक व शिक्षक सभी की उचित भागीदारी होनी चाहिए।

पालकों से एक विशेष अनुरोध यह है कि वे दमा से पीड़ित बच्चे पर अनावश्यक प्रतिबन्ध व रोक-टोक नहीं लगाएँ व इन बच्चों के साथ सामान्य बच्चों से भिन्न व्यवहार न करें। इन्हें जहाँ तक हो सके सामान्य बच्चों के साथ उनके जैसा ही रहने में मदद करें, अन्यथा दमाग्रस्त बच्चों में कुण्ठा उत्पन्न हो सकती है, जो उसका पूरा जीवन बिगाड़ सकती है।

दमाग्रस्त बच्चों के उपचार व नियन्त्रण में चिकित्सक को पूरा सहयोग दीजिए यह आपके बच्चे के स्वास्थ्य व भविष्य के लिए भी बहुत जरूरी है।

बच्चों का दमा से बचाव :- बच्चों को इस रोग से बचाने या रोग हो तो इसकी तकलीफ कम से कम करने के लिए निम्न बातों को ध्यान में रखना चाहिए। विशेषकर उन बच्चों के लिए यह बहुत जरूरी है जिनके परिवार में किसी को दमा या अन्य एलर्जीजन्य रोग हो।

1. बच्चों को समय पर सारे टीके लगवाने चाहिए, ताकि बच्चा विभिन्न संक्रमणों से बचा रहे। कई बार दमा की शुरुआत खसरा (Measles) या अन्य वायरसजन्य रोग होने के बाद हो जाती है।
2. बच्चों को बार-बार सर्दी-ज़ुकाम न हो। इसका पूरा ध्यान रखें तथा होने पर तुरंत उचित उपचार करें।
3. बच्चों के खाने-पीने का पूर्ण ध्यान रखें तथा जो चीज बच्चे को बिल्कुल पसंद नहीं हो उसे खाने का दबाव न डालें साथ ही ठंडी तथा

फ्रीज में रखी चीजों, चाकलेट आदि से बचाएँ।

4. बच्चे के लिए माँ का दूध सर्वोत्तम आहार है, इस तथ्य की पुष्टि कई बार हो चुकी है। एलर्जीजन्य रोगों से बचाव के लिए भी माँ का दूध सर्वोत्तम है। सर्वेक्षणों से यह पता चला है कि जिन बच्चों को जन्म के बाद माँ का दूध नहीं मिलता, उनमें एलर्जी की शिकायतें प्रायः ज्यादा पाई जाती हैं तथा ऊपर का दूध देने पर दमा होने की संभावना भी सात गुना बढ़ जाती है।

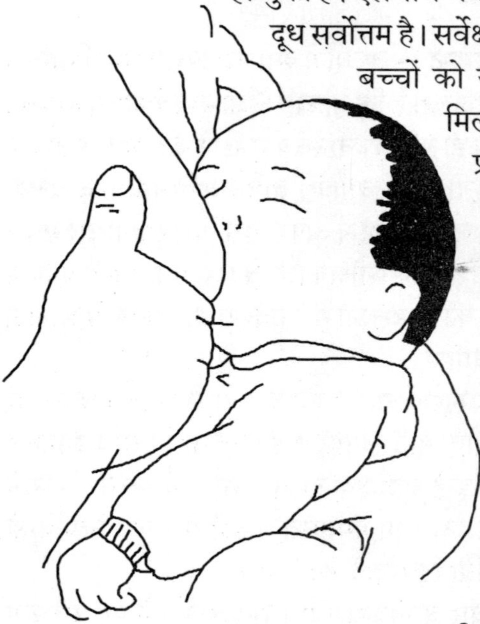

5. छह माह की उम्र से पहले बच्चे को ठोस आहार जैसे- चावल, दलिया, दालें, आदि देना शुरू नहीं करना चाहिए। इससे भी एलर्जी होने की संभावना बढ़ जाती है।

6. अण्डे से कई लोगों को एलर्जी पाई जाती है। बच्चों को अण्डा नौ माह की उम्र से पहले देना शुरू न करें तथा अण्डे को हमेशा पकाकर ही दें। कच्चा अण्डा ज्यादा हानिकारक होता है।

7. दूध हमेशा उबालकर दें।

8. आजकल फास्टफूड का चलन बढ़ गया है, इनसे एलर्जी की संभावना काफी रहती है, अतः बच्चों को यथासंभव इनसे दूर रखें।

9. बेडरूम या बच्चे जहाँ सोते हों उस कमरे में कॉरपेट, मोटे परदे व ज्यादा सामान नहीं होना चाहिए, साथ ही घर की ठीक सफाई रखकर बच्चों को घर की धूल तथा धूल के जीवाणुओं (Dust mites) से होने वाली एलर्जी से बचाना चाहिए।

10. घर में कुत्ता, बिल्ली, खरगोश, तोता, मुर्गा आदि पशु-पक्षी नहीं पालना चाहिए, क्योंकि इनके शरीर से निकलने वाले रोएँ, लार तथा

शरीर के अन्य अवयवों से एलर्जी होने की सम्भावना बनी रहती है।

चूँकि बच्चे इनके निकट सम्पर्क में रहते हैं। अतः इनसे उन्हें परेशानी ज्यादा होती है।

11. बच्चों के खिलौने भी ऐसे न हों जिनमें धूल जमा हो सके, जैसे-कपड़े व रुई भरे हुए खिलौने आदि।
12. बच्चों के पालकों को दमा तथा एलर्जी रोग के बारे में सामान्य जानकारी का होना जरूरी है।
13. घर में किसी को धूम्रपान नहीं करना चाहिए। विशेषकर बच्चों की उपस्थिति में धूम्रपान से बच्चों के स्वास्थ्य पर बुरा असर पड़ता है। जिन बच्चों को दमा है तथा धुएँ से तकलीफ होती है, उनकी उपस्थिति में धूम्रपान शर्मनाक ही कहा जाएगा।

बड़ी उम्र में दमा

उम्र के छठे दशक में या इसके बाद होने वाली साँस की तकलीफ दमा के अलावा कई अन्य कारणों से भी हो सकती है। अतः इस उम्र में दमा का निदान करने से पहले साँस की तकलीफें पैदा करने वाली अन्य कोई बीमारी, जैसे हृदयरोग या फेफड़ों की दूसरी बीमारियाँ तो नहीं है, यह सुनिश्चित करना जरूरी है।

ज्यादातर इस उम्र में होने वाला दमा एलर्जी के कारण नहीं होता। इस उम्र में दमा का मैनेजमेन्ट थोड़ा कठिन होता है, क्योंकि कई बार रोगी दमा की गंभीरता को महसूस नहीं कर पाते और दवाइयाँ पूरी नहीं लेते या शीघ्र बन्द कर देते हैं। कई लोग तो यह मानने को तैयार नहीं होते कि उन्हें इस उम्र में जाकर दमा हुआ है। परन्तु यह सच है कि दमा किसी भी उम्र में हो सकता है। इस उम्र में फेफड़ों की कार्यक्षमता वैसे भी कम हो जाती है और दमा का सामान्य अटैक भी गंभीर रूप ले सकता है। अतः चिकित्सक के सम्पर्क में रहना हितकर है।

गर्भावस्था में दमा

गर्भावस्था के दौरान माता के शरीर में विभिन्न परिवर्तन आते हैं जिनका असर दमा पर तथा दमा से होने वाली तकलीफों का असर माता तथा गर्भस्थ शिशु पर हो सकता है। गर्भावस्था के दौरान दमा की उचित चिकित्सा तथा नियंत्रण जरूरी होता है। इस अवस्था में विभिन्न दवाइयों का उपयोग भी बहुत सोच-समझ कर करना चाहिए, क्योंकि कई दवाइयाँ गर्भस्थ शिशु के विकास को प्रभावित करती हैं।

ऐसा देखा गया है कि करीब 33% दमाग्रस्त महिलाओं को गर्भावस्था में कोई खास फर्क नहीं पड़ता, जबकि करीब 33% केस में दमा की तकलीफों में सुधार होता है तथा बाकी केस में दमा की तकलीफ बढ़ जाती है। गर्भावस्था का महिला के दमा पर क्या प्रभाव पड़ेगा इसका अंदाजा पहले से लगाना कठिन होता है। फिर भी गर्भावस्था के पहले जिनका दमा ज्यादा तकलीफदायक तथा अनियंत्रित रहता है, उनमें इस अवस्था में तकलीफ बढ़ने की संभावना ज्यादा रहती है। दूसरी प्रसूति में पूर्व प्रसूति के समान ही बदलाव आता है, यानी पूर्व प्रसूति में दमा की तकलीफ बढ़ी थी तो इस बार भी बढ़ने की संभावना अधिक रहती है। ज्यादातर स्त्रियों में गर्भकाल के 24 वें से 26 वें सप्ताह में दमा की तकलीफ ज्यादा होती है, जबकि गर्भकाल के अंतिम चार सप्ताह में तकलीफ कम हो जाती है। ठीक तरह से नियंत्रित दमा प्रसव के दौरान कोई विशेष परेशानी खड़ी नहीं करता।

गर्भावस्था में दमा की चिकित्सा तथा नियन्त्रण :- जिन स्त्रियों को दमा की तकलीफ ज्यादा हो व हमेशा रहती हो उन्हें चिकित्सक के मार्गदर्शन में उचित दवाइयाँ लेकर दमा को नियंत्रण में रखना चाहिए। गर्भकाल के प्रथम तीन माह तक माता द्वारा ली गई दवाइयों का प्रभाव गर्भस्थ शिशु पर सर्वाधिक पड़ता है। अतः प्रथम तीन माह के दौरान दवाइयों का उपयोग बहुत आवश्यक हो, तब विशेषज्ञ की सलाह के अनुसार ही करना चाहिए। इस अवस्थ में सर्वाधिक सुरक्षित दवाइयाँ उपयोग में लाई जाती हैं। जहाँ तक हो सके एरॉसॉल थेरेपी का उपयोग किया जाना चाहिए, क्योंकि यह सर्वाधिक सुरक्षित है। आवश्यकता होने

पर चिकित्सक की सलाह से अन्य दवाइयाँ उपयोग में लाई जा सकती हैं।

यदि गर्भावस्था के दौरान दमा का दौरा पड़े तो उसका उपचार शीघ्र करना चाहिए। जरूरत होने पर तुरंत ही नेबुलाइजर व ऑक्सीजन का उपयोग किया जाना चाहिए, ताकि दौरा शीघ्र काबू में आ सके। इसके पश्चात् जरूरत के हिसाब से दवाइयों का उपयोग करके दमा को पूर्णतः काबू में रखना चाहिए। यदि गर्भवती महिला दमा के लिए इम्यूनोथेरेपी के इन्जेक्शन गर्भावस्था के पहले से ही ले रही हो तो उन्हें जारी रखने में कोई हर्ज नहीं है। यथासंभव गर्भकाल में इम्यूनोथेरेपी शुरू नहीं की जाती।

दमा से बचाव के सारे उपाय तथा योग्य शिक्षक की देखरेख में योगासन (जो गर्भकाल में निरापद रूप से किए जा सकते हों) तथा श्वास की कसरतें भी करनी चाहिए। गर्भकाल के दौरान दमा का ठीक से नियंत्रण माता तथा बच्चे दोनों के उत्तम स्वास्थ्य के लिए बहुत जरूरी है।

श्रम या कसरत से उत्पन्न दमा

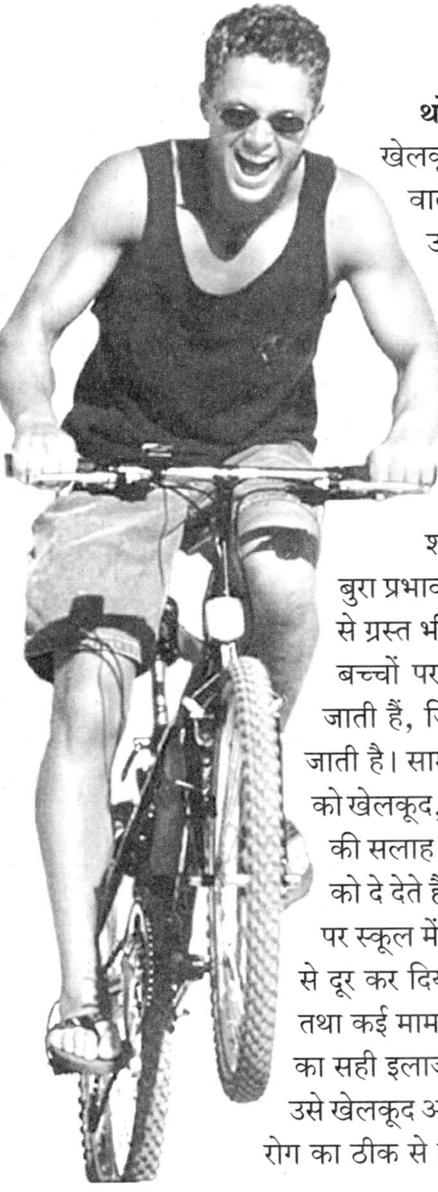

थोड़े से श्रम, कसरत, भाग-दौड़ या खेलकूद के समय या उसके बाद होने वाली साँस की तकलीफ को श्रम से उत्पन्न दमा कहा जाता है। यह दमा स्कूली बच्चों के लिए सबसे अधिक तकलीफदायक होता है, क्योंकि इसके कारण बालक स्कूल में विभिन्न खेलकूद, पी.टी. क्लासेस आदि में भाग नहीं ले पाता, जिससे उसके शारीरिक एवं मानसिक विकास पर बुरा प्रभाव पड़ता है तथा बच्चा कई कुंठाओं से ग्रस्त भी हो सकता है। इस रोग के शिकार बच्चों पर कई तरह की पाबंदियाँ लगा दी जाती हैं, जिनके कारण बच्चों में हताशा आ जाती है। सामान्यतः चिकित्सक भी ऐसे बच्चों को खेलकूद, पी.टी., साईकिलिंग आदि न करने की सलाह बच्चों के माता-पिता तथा शिक्षक को दे देते हैं तथा डॉक्टर की सलाह के आधार पर स्कूल में भी बच्चे को विभिन्न गतिविधियों से दूर कर दिया जाता है, जो पूरी तरह अनुचित तथा कई मामलों में घातक भी होता है। इस रोग का सही इलाज बच्चे पर पाबन्दियाँ लगाना तथा उसे खेलकूद आदि से वंचित कर देना नहीं वरन् इस रोग का ठीक से निदान कर माता-पिता तथा स्कूल

शिक्षक के सहयोग से उचित चिकित्सा की व्यवस्था कर बच्चे को सामान्य बच्चों की तरह ही रखना तथा सारी गतिविधियों में उसकी भागीदारी बढ़ाना है। बच्चे को इस एहसास से भी दूर रखना, कि उसे कोई रोग है, बहुत जरूरी है।

निदान :- इस रोग का मुख्य चिह्न साधारण श्रम या थोड़ा दौड़ने-भागने, साइकिल चलाने आदि से साँस में तकलीफ उत्पन्न हो जाना या हाँफने लगना है। सर्वप्रथम यह सुनिश्चित कर लेना चाहिए कि यह शिकायत किसी हृदय रोग, खून की कमी या अन्य किसी रोग के कारण तो नहीं हो रही है। यह निश्चित हो जाए, तब साफ है कि उसकी तकलीफ का कारण दमा (EIA) ही है। इसके निदान में फेफड़ों की कार्यक्षमता की जाँच या पीकफ्लो की जाँच महत्वपूर्ण होती है।

निदान का सरलतम उपाय विभिन्न अवस्थाओं में रोगी के पीकफ्लो की जाँच करना है। सर्वप्रथम सामान्य अवस्था में यह जाँच की जाती है, फिर रोगी को 5 से 7 मिनिट तक कसरत करवाई जाती है जैसे - दौड़ना, सीढ़ियाँ चढ़ना, साइकिल चलाना आदि। आजकल आधुनिक मशीनों पर भी यह कसरत करवाई जाती है। उसके पश्चात् पुनः पीकफ्लो की जाँच की जाती है। यदि कसरत के बाद पीकफ्लो में 10 से 15% की गिरावट आती है, तो रोगी को EIA है। यह रोग ज्यादातर बच्चों व किशोरों में देखने को मिलता हैं, क्योंकि वे हमेशा भागदौड़, खेलकूद आदि करते रहते हैं। इन लोगों में EIA का समुचित उपचार अति आवश्यक है, ताकि उनके विकास में किसी प्रकार की बाधा न पड़े।

क्यों होता है यह रोग? :- इसके बारे में कई वैज्ञानिक धारणाएँ सामने आई हैं, परन्तु कोई ठोस कारण हम नहीं खोज पाए हैं। श्रम या कसरत के दौरान शरीर में होने वाले विभिन्न परिवर्तनों जैसे - पसीना आना, साँस तेज चलने से फेफड़ों की नलिकाओं में सूखापन आ जाना व अन्य कई कारण इसके लिए बताए गए हैं।

उपचार :- EIA को समूल नष्ट करने का कोई तरीका अभी नहीं खोजा जा सका है, परन्तु इस पर पूर्ण नियंत्रण रख पाना बहुत आसान है। आवश्यकता सिर्फ इस रोग तथा इसके उपचार व नियंत्रण के बारे में बच्चे, उसके पालक तथा शिक्षक को वैज्ञानिक जानकारी देने की है। उपचार में औषधियों का उपयोग तथा शरीर की सहनशक्ति को बढ़ाना शामिल है।

औषधियाँ :- ब्रोंकोडायलेटर तथा सोडियम क्रोमोग्लायकेट का उपयोग।

ब्रोंकोडायलेटर एरोसॉल :- सालब्यूटामॉल, टरब्यूटालिन आदि दवाइयों के इन्हेलर इस रोग को काबू में रखने में काफी उपयोगी हैं। रोगी को श्रम, कसरत या उन सभी गतिविधियों, जिनसे उसे तकलीफ होती है, को करने से करीब 5 या 10 मिनट पहले इन्हेलर के 2-3 पफ लेना चाहिए। उसके बाद वे सामान्य रूप से श्रम कर सकते हैं। ब्रोंकोडायलेटर की गोली भी ली जा सकती है पर इसे 30 से 45 मिनट पहले लेना होता है।

डायसोडियम क्रोमोग्लायकेट :- इसका इन्हेलर भी ठीक उसी तरह लिया जा सकता है जैसा ब्रोंकोडायलेटर का लिया जाता है। यह भी EIAको रोकने में सक्षम है, परन्तु इसका प्रभाव ब्रोंकोडायलेटर से कम है।

खेलकूद के पहले शरीर को गर्म करने के लिए थोड़ी कसरत जिसे 'वार्मअप' कहा जाता है, करने से भी खेलकूद के दौरान व उसके बाद साँस की तकलीफ को रोका जा सकता है। रोगी को धीमे-धीमे अपने शरीर की शक्ति को बढ़ाना चाहिए तथा कितनी वार्मअप (कसरत) करनी है, यह अनुभव के आधार पर सुनिश्चित करना चाहिए। श्रम या खेलकूद के समय साँस हमेशा नाक से ही लेनी चाहिए। अगर मुँह से साँस लेंगे तो दमा का प्रभाव बढ़ जाएगा। यदि रोगी को नाक की कोई तकलीफ हो तो उसका उचित उपचार करवाना चाहिए।

खाँसी वाला दमा

कुछ मरीजों में देखा गया है कि उन्हें सिर्फ खाँसी की तकलीफ रहती है, साँस की परेशानियाँ अधिक नहीं होतीं। ऐसे मरीजों में दमा का निदान कई बार चूक जाता है। ज्यादातर इस तरह के रोगियों में खाँसी लम्बे समय तक बनी रहती है व तकलीफ सामान्यतः रात में ही ज्यादा होती है। दिन के समय किए गए परीक्षण भी कोई विशेष खराबी नहीं बता पाते। अतः ऐसे मरीजों में दिन और रात का पीकफ्लो रिकार्ड यदि 10 से 15% का अंतर दर्शाता है, रोगी के बलगम में इओसिनोफिल्स मिलते हों या (ब्रोंकियल प्रोवोकेशन टेस्ट द्वारा) श्वास नलिकाएँ अति-संवेदनशील पाई जाती हों व दमा की दवाइयों से खाँसी में राहत मिलती हो तो दमा का निदान पक्का हो जाता है। लम्बी खाँसी के कई अन्य भी कारण हो सकते हैं जिनका निदान करना व उनसे इस दमा को अलग पहचानना जरूरी है।

दमा नियंत्रण के सूत्र

- *दमा को वैज्ञानिक जानकारियों के आधार पर आधुनिक दवाइयों की सहायता से बहुत अच्छी तरह नियंत्रण में रखा जा सकता है।*
- *दमा को ठीक से नियंत्रण में रखकर रोगी सामान्य लोगों की तरह ही अपना जीवन जी सकता है तथा जीवन के हर क्षेत्र में प्रगति कर सकता है।*
- *दमा का सम्पूर्ण निदान करवाइए तथा इससे बचाव के सारे उपाय अपनी सामर्थ्य के हिसाब से कीजिए।*
- *अपनी दिनचर्या में नियमितता लाइए तथा हर काम नियत समय पर करने का प्रयास कीजिए।*
- *खाने-पीने का विशेष ध्यान रखिए तथा हमेशा ताजा भोजन तथा ताजे फलों का ही उपयोग कीजिए। हरी सब्जियों का उपयोग बढ़ाइए तथा तली हुई व ज्यादा मिर्ची-मसाले वाली वस्तुओं का उपयोग मत कीजिए।*
- *खान-पान में परहेज सिर्फ उन्हीं चीजों का होता है, जिनसे आपको एलर्जी है या जिन्हें खाने-पीने से आपकी तकलीफ बढ़ती है। अपनी मर्जी या अन्य लोगों की सलाह से खान-पान पर अंकुश मत लगाइए।*
- *संतुलित तथा पौष्टिक भोजन लीजिए व रात्रि को भारी खाना जैसे ज्यादा घी वाली चीजें, मिठाइयाँ या होटल का खाना मत खाइए। रात्रि का खाना हल्का व सुपाच्य हो तथा सोने से करीब 3 घंटे पहले खाना खा लीजिए ताकि सोते समय पेट हल्का रहे।*
- *पेट की गड़बड़ तथा कब्ज न रहे, इसका ध्यान रखिए।*
- *धूम्रपान कभी मत कीजिए तथा अपने साथ वाले लोगों को भी धूम्रपान मत करने दीजिए, क्योंकि उनके द्वारा छोड़ा गया धुआँ भी आपकी तकलीफ का कारण बन सकता है।*

- नियमित व्यायाम, प्राणायाम तथा योगासन कीजिए।
- जिस मौसम में आपको ज्यादा तकलीफ होती हो उस मौसम में अपना विशेष ध्यान रखिए तथा संभव हो तो मौसम आने के पहले अपने चिकित्सक से मिलकर ऐहतियात के तौर पर दिया जाने वाला उपचार लीजिए।
- दवाइयों का उपयोग चिकित्सक के निर्देशानुसार ही कीजिए। उनकी मात्रा या समय स्वयं मत बदलिए। कोई भी शंका हो तो अपने चिकित्सक से निःसंकोच कहिए।
- तकलीफ की शुरुआत में ही दवाइयाँ शीघ्र शुरू कीजिए तथा पूर्ण आराम होने पर धीरे-धीरे कम करके ही बंद कीजिए। दवाई शुरू करने में देरी तथा बंद करने में जल्दी दोनों ही ठीक नहीं है।
- थोड़ी-थोड़ी तकलीफ को सहने की आदत मत डालिए क्योंकि ज्यादातर यह थोड़ी-थोड़ी तकलीफ ही भयंकर रूप धारण करती है।
- दवाइयों के बारे में कोई भी शंका मन में मत रखिए जैसे इतनी दवाई नुकसान करेगी या इसकी आदत पड़ जाएगी तो क्या करेंगे आदि, क्योंकि इस तरह की मनोवृत्ति घातक होती है। अपने चिकित्सक पर पूर्ण विश्वास रखिए।
- आपको दी गई सलाह या परहेज वगैरह दूसरों को मत दीजिए, क्योंकि सभी मरीजों का दमा एक सा नहीं होता। अतः सभी के लिए सलाह-सूचना अलग-अलग हो सकती है।
- दमा को जड़ से मिटाने का दावा करने वालों से बचिए।
- कार्टिकास्टेरॉइड दवा का उपयोग विशेषज्ञ की सलाह तथा उसके निर्देशानुसार ही कीजिए। अपनी मर्जी से इस दवा का उपयोग मत कीजिए। यह खतरनाक है।
- चिकित्सक से दवाई की जानकारी लीजिए। बगैर जानकारी के दवा मत खाइए विशेषकर पावडर या पुड़िया की दवाइयाँ बगैर जाने मत लीजिए, क्योंकि ज्यादातर ऐसे पावडर व पुड़ियों में कार्टिकोस्टेरॉइड दवा पाई गई है।
- बच्चों में दमा की आशंका हो तो उसका निदान शीघ्र करवाइए

तथा रोग को नियंत्रण में रखने में बच्चे तथा चिकित्सक को पूर्ण सहयोग दीजिए।

- *गर्भवती महिलाएँ अपने दमा का विशेष ध्यान रखें तथा प्रथम तीन मास के दौरान चिकित्सक की सलाह के बगैर कोई दवाई न लें।*

''दमा पर हावी रहें, इसे अपने ऊपर
हावी न होने दें।''

एलर्जी

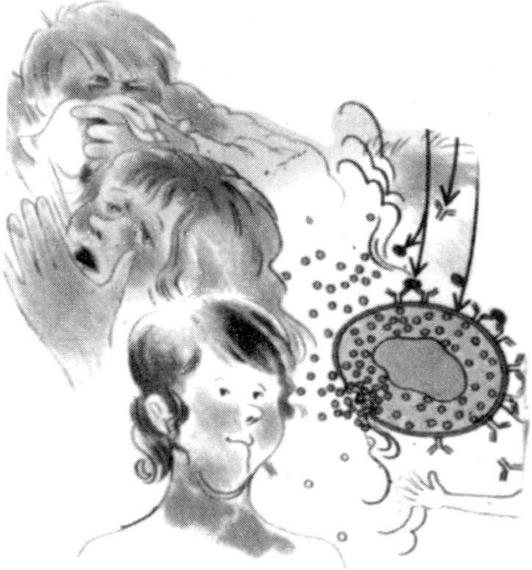

एलर्जी

आशा को रोज सुबह बिस्तर से उठते ही छींकें आती हैं, अमित जब भी कहीं बाहर होकर आता है उसकी आँखें लाल हो जाती है, सुमन को घर की साफ-सफाई करने पर साँस की तकलीफ शुरू हो जाती है और नीता को धूल बिल्कुल बर्दाश्त नहीं होती, उसे तेज ज़ुकाम हो जाता है। विश्वनाथजी जब भी अपनी पुरानी फाइलें खोलते हैं उन्हें खाँसी का दौरा पड़ जाता है, उनकी सुपुत्री के होंठ लिपिस्टिक लगाते ही सूज जाते हैं। ये सभी लोग अलग-अलग समस्याओं से ग्रस्त हैं, परन्तु सभी की तकलीफों का मूल कारण है - **एलर्जी**।

एलर्जी कोई नया रोग नहीं है। हमारे प्राचीन ग्रन्थों में इस व्याधि का उल्लेख मिलता है, परन्तु इस रोग का प्रकोप पिछले कुछ दशकों में बहुत बढ़ा है। आजकल हर दसवें व्यक्ति को किसी न किसी चीज से एलर्जी पाई जाती है इसीलिए इसे आधुनिक रहन-सहन से उत्पन्न समस्या भी कहा जाता है। एलर्जी का प्रकोप विकसित देशों में बहुत अधिक है पर हमारे देश में भी एलर्जी से पीड़ित मरीजों की संख्या कुछ कम नहीं है। आजकल तो हर शहरी व ग्रामीण **एलर्जी** से परिचित है।

आखिर यह एलर्जी है क्या? और क्यों हो जाती है?

इन दोनों ही प्रश्नों का उत्तर देना थोड़ा कठिन है। एलर्जी की वैज्ञानिक परिभाषा जो भी हो, हम इसे शरीर की अतिसंवेदनशीलता या हायपरसेंसिटीविटी कह सकते हैं।

जिस प्रकार देश की सीमाओं की सुरक्षा के लिए फौजें होती हैं और देश की आन्तरिक सुरक्षा के लिए पुलिस, वैसे ही हमारे शरीर को बाह्य आक्रमणों से सुरक्षित रखने के लिए **इम्यूनसिस्टम** होता है। यह एक सजग प्रहरी की तरह हमेशा हमारी सुरक्षा में लगा रहता है। इम्यूनसिस्टम की फौज में कई तरह की कोशिकाएँ होती हैं जिनको अलग-अलग कार्य सौंपा गया होता है। जब कभी शरीर में कोई बाह्य पदार्थ प्रवेश करता है तो हमारा इम्यूनसिस्टम उसकी जाँच-पड़ताल करता है और यदि वह पदार्थ शरीर के लिए हानिकारक नहीं है तो उसे शरीर में प्रवेश की इजाजत मिल जाती है पर हानिकारक पदार्थों को तुरन्त पकड़कर नष्ट कर दिया जाता है।

इम्यूनसिस्टम द्वारा यह कार्य पूरे तालमेल के साथ किया जाता है, परन्तु कभी-कभी किन्हीं कारणों से (जिनके बारे में विज्ञान की जानकारी अभी बहुत कम है) जब यह इम्यूनसिस्टम गड़बड़ा जाता है, तो शरीर कई हानिकारक या हानिरहित पदार्थों के सम्पर्क में आने पर विभिन्न तरह की उग्र प्रतिक्रियाएँ करने लगता है, जैसे छींकें आना, नाक से पानी आना, नाक, कान, गले व आँखों में खुजली चलना, खाँसी होना, शरीर पर खुजली चलना या ददोड़े पड़ जाना आदि। यह वैसे ही होता है जैसे गुस्से में व्यक्ति भले-बुरे का अन्तर भूल जाता है और कई तरह के नुकसान कर बैठता है। ऐसे ही गुस्साया इम्यूनसिस्टम इन प्रतिक्रियाओं के माध्यम से रोगी को कई तरह की तकलीफें देने लगता है, इम्यूनसिस्टम की इन्हीं उग्र प्रतिक्रियाओं को हम **एलर्जी** के नाम से जानते हैं। इस प्रतिक्रिया स्वरूप उत्पन्न हुए विभिन्न उपद्रवों (छींकें, ज़ुकाम, खाँसी, साँस, खुजली आदि) को शान्त करने के लिए विभिन्न दवाइयों का उपयोग किया जाता है, जिन्हें हम एन्टीएलर्जीक दवाइयाँ कहते हैं।

जैसे शहर में हुए उपद्रवों को पुलिस यदि नियन्त्रण में नहीं ले पाती तो सीआरपी या अन्य पैरामिलिट्री फोर्स को पुलिस की सहायतार्थ भेजा जाता है और वे कुछ ही समय में उपद्रवकारियों को दबाकर उपद्रव को शान्त कर देते हैं। ठीक ऐसे ही जब एलर्जी के कारण शरीर में उत्पन्न हुए उपद्रवों को शरीर नहीं दबा पता

तब इन एन्टिएलर्जीक दवाइयों की सहायता ली जाती है, जो उपद्रवों को दबाकर शान्त कर देती है। परन्तु यदि उपद्रवों के कारणों का पता लगाकर इनकी जड़ तक नहीं पहुँचा जाए और उनका समुचित हल नहीं निकाला जाए तो दबाव हटते ही उपद्रव कभी भी पुनः हो सकते हैं। वैसे ही सिर्फ दवाइयों से एलर्जी के उपद्रव को कुछ समय के लिए दबाकर शान्त कर देना काफी नहीं होता। हमें इसके कारणों का पता लगाकर इसकी जड़ पर प्रहार करना होता है तभी ये उपद्रव पूरी तरह शान्त होते हैं। यही एलर्जी के उपचार का आधार है।

ज्यादातर रोगियों में एलर्जी वंशानुगत होती है। यानी एलर्जी के बीज (जीन्स) रोगी को उसके माता-पिता से मिलते हैं। उन व्यक्तियों को एलर्जी होने की आशंका अधिक होती है, जिनके परिवार या खून के रिश्तेदारों में एलर्जी की शिकायत पाई जाती है। इसका यह मतलब कदापि नहीं है कि जिनके परिवार में किसी को एलर्जी नहीं है, उन्हें यह रोग हो ही नहीं सकता। हाँ, उनको एलर्जी होने की आशंका जरूर कम रहती है। वैसे यह जरूरी भी नहीं है कि उन सभी लोगों को एलर्जी हो ही, जिनके माता-पिता या परिवार के किसी सदस्य को एलर्जी की शिकायत है। एलर्जी का बीज तो मनुष्य को जन्म के साथ ही मिलता है, परन्तु इस बीज को अंकुरित कर नन्हा पौधा बनाने व फिर फला-फूला कर पेड़ बनाने में हमारे आस-पास का वातावरण, हमारा खान-पान व विभिन्न तीव्र एलर्जन्स के निकट सम्पर्क में रहना काफी महत्वपूर्ण भूमिका निभाते हैं। यही कारण है कि आजकल एलर्जी का रोग बहुत फल-फूल रहा है।

एलर्जी कई तरह के रोग पैदा कर सकती है। बार-बार होने वाली सर्दी या एलर्जीक रायनाईटिस, दमा, ददोड़े या पित्ती, एलर्जीक कन्जक्टिवाइटिस, चर्म रोग जैसे कॉन्टेक्ट डर्मेटाईटिस, एक्ज़ीमा, दवाइयों के रिएक्शन आदि परेशानियों में एलर्जी एक प्रमुख कारण है।

एलर्जीक रिएक्शन कैसे होती है?

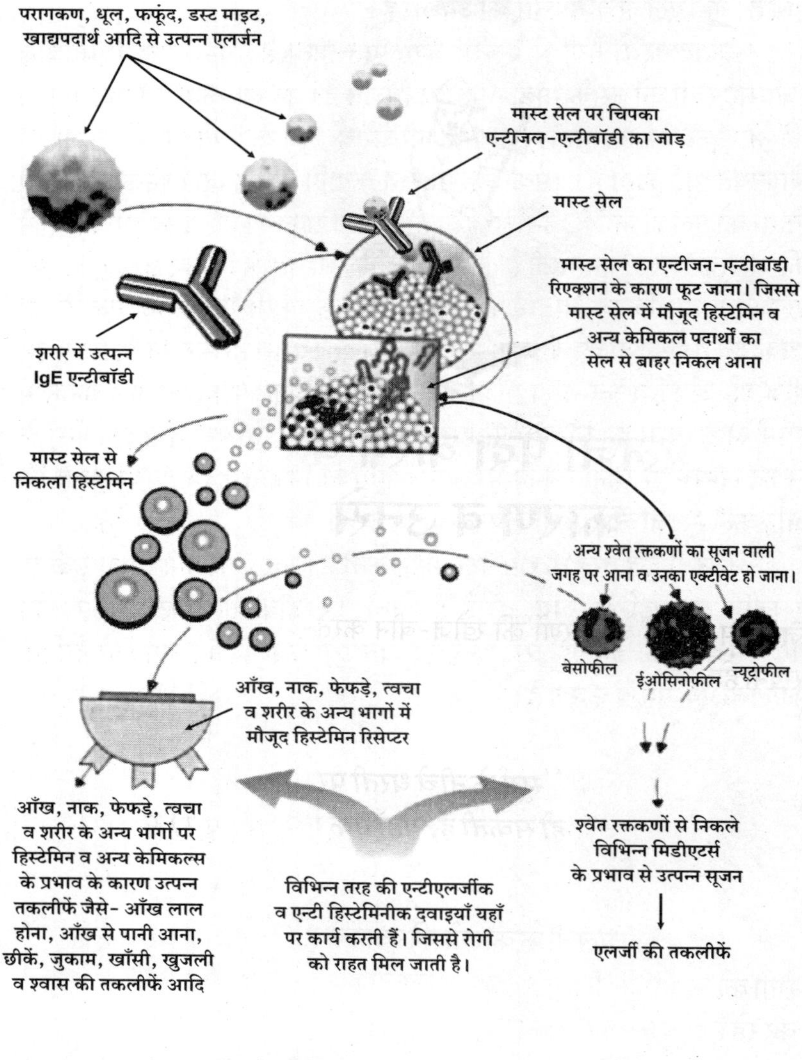

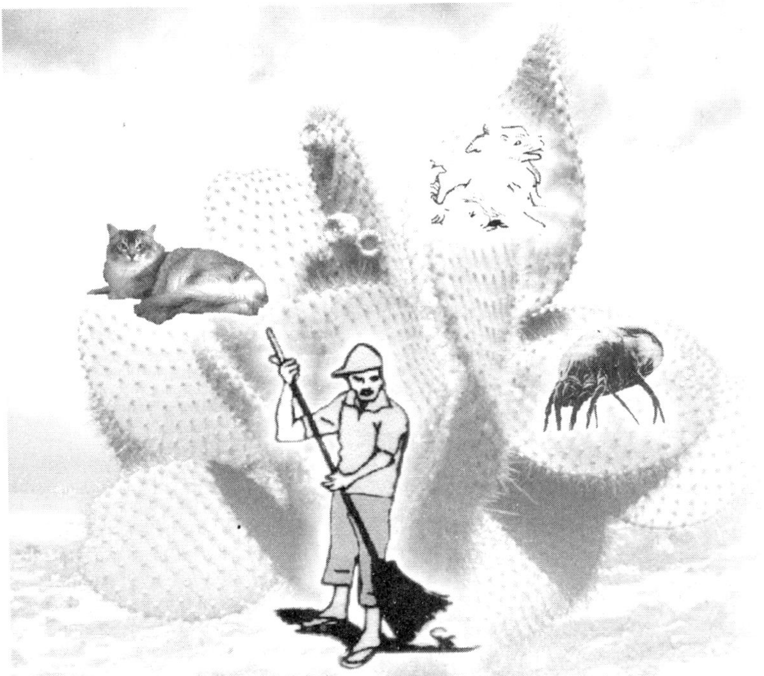

एलर्जी पैदा करने वाले मुख्य कारण व उनसे बचाव

जब हम एलर्जी के कारणों की खोज-बीन करते हैं तो यह सूत्र हमेशा ध्यान में रखना होता है।

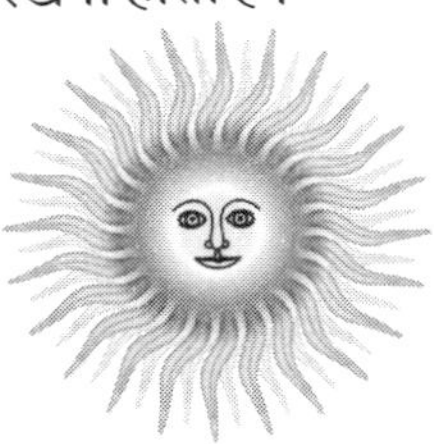

''सूर्य के नीचे धरती पर किसी भी चीज से एलर्जी हो सकती है, यहाँ तक कि सूर्य (धूप) से भी।''

यह सूत्र ही एलर्जी के कारणों की व्यापकता को दर्शाता है। मतलब यह कि रोगी को किसी भी चीज से एलर्जी हो सकती है, परन्तु यहाँ हम उन चीजों का ज़िक्र कर रहे हैं, जिनसे ज्यादातर रोगियों को एलर्जी होती है या यूँ कहें कि लगभग 95%

से भी अधिक रोगियों में इन्हीं में से कुछ चीजों की एलर्जी पाई जाती है।

समझने की दृष्टि से एलर्जी के कारणों (एलर्जन्स) को हम इस तरह वर्गीकृत करते हैं।

(1) साँस के द्वारा शरीर में प्रवेश करने वाले एलर्जन्स (Inhalants)

- परागकण (Pollens)
- विभिन्न प्रकार की धूल (Dust)
- धूल के जीवाणु (Dust Mites)
- फफूँद (Mold or Fungus)
- पालतू जानवरों के शरीर से उत्सर्जित चीजें (Animal Danders)
- कीड़े-मकोड़ों (Insects) द्वारा उत्पन्न एलर्जन्स
- रोएँ व पंख (Fabricks & Feathers) आदि।

(2) मुँह द्वारा खाने व पीने की चीजें (Ingestants)

- खाद्य पदार्थ
- पेय पदार्थ
- खाद्य पदार्थों में मिलाए जाने वाले रंग व प्रिजरवेटिव आदि।
- दवाइयाँ

(3) दवाइयों के इन्जेक्शन, काटने व डंक मारने वाले जीव (Injectants)

(4) बाह्य सम्पर्क (Contactants) जैसे :- कॉस्मेटिक्स, साबुन, डिटरजेन्ट, नकली जेवर, रबर, प्लास्टिक, केमिकल्स, ऑइल व पेड़-पौधे (जैसे गाजरघास आदि)

(5) फिज़िकल एजेन्ट्स (Physical Agents)

- सूर्य का प्रकाश (धूप)
- गर्मी
- ठण्डा आदि।

इन सब कारणों में साँस द्वारा शरीर में प्रवेश करने वाले एलर्जन्स व खाद्य पदार्थ सबसे महत्वपूर्ण हैं।

साँस द्वारा शरीर में प्रवेश करने वाले एलर्जन्स व उनसे बचाव

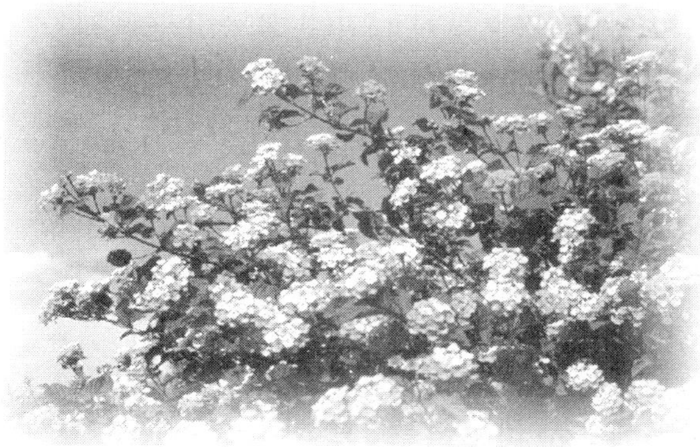

परागकण :- पेड़-पौधों, घास वगैरह के फूलों से उनके प्रजनन काल में निकलने वाले छोटे-छोटे कणों को, जो प्रजनन का कार्य करते हैं, परागकण कहा जाता है। पेड़-पौधे अपने प्रजननकाल में बड़ी संख्या में परागकण पैदा करते हैं, जो हवा के द्वारा एक स्थान से दूसरे स्थान को जाते हैं। ये परागकण कई रोगियों में एलर्जी का मुख्य कारण होते हैं।

जिस मौसम में ये परागकण सर्वाधिक मात्रा में वातावरण में रहते हैं उस मौसम में उन रोगियों की तकलीफ बढ़ जाती हैं, जिन्हें परागकणों से एलर्जी है। जिन लोगों की नाक की आंतरिक झिल्ली (Nasal Mucosa) इन परागकणों के प्रति अतिसंवेदनशील होती है, उन्हें इनके सम्पर्क से छींकें आने लगती हैं तथा ज़ुकाम हो जाता है, जो पूरे मौसम में बना रहता है। जिनके फेफड़ों की नलिकाएँ अतिसंवेदनशील होती हैं, उन्हें दमे की शिकायत उस मौसम में ज्यादा रहती हैं।

विशेष मौसम में आँखों का लाल हो जाना व उनसे पानी गिरना, खुजली होना भी इन्ही परागकणों की एलर्जी के कारण होता है। अतः जब विशेषज्ञ आपके आसपास के पेड़-पौधों के बारे में पूछें तो इस प्रश्न का उत्तर बहुत सोच-समझ कर गंभीरता से दीजिए, क्योंकि आपके उत्तर में ही कई बार आपकी परेशानियों का कारण छुपा होता है। आपको जिन पेड़-पौधों के परागकणों की एलर्जी हो, उन पेड़-पौधों के नजदीक न जाएँ व न ही इन्हें अपने घर में या घर के आसपास लगाएँ। खिड़कियों पर बारीक नेट लगवाएँ व नाक व मुँह पर कपड़ा बाँध कर ही बाहर निकलें।

धूल :- धूल भी एलर्जी का एक प्रमुख कारण है। धूल कई तरह की हो सकती है। जैसे - घर की धूल, अनाज की धूल, कपास की धूल, कागज की धूल, घास की धूल, थ्रेशर से निकलने वाली धूल आदि।

घर की धूल :- घर की धूल ही वह एलर्जन है, जिसके सम्पर्क में हम सबसे ज्यादा रहते हैं। वास्तव में घर की धूल कई चीजों के मिश्रण से बनी होती है। इस धूल में धूल के कणों के साथ-साथ अन्य कई चीजें भी रहती हैं, जैसे शरीर से निकलने वाले बालों के छोटे-छोटे कण, शरीर से निकलने वाली चमड़ी की मृत कोशिकाएँ, विभिन्न खाद्य पदार्थों के कण, जो इन्हें साफ करते समय, पकाते समय या खाते समय यहाँ-वहाँ बिखर जाते हैं, घर में रहने वाले कीड़े-मकोड़ों जैसे कॉकरोच, मक्खियाँ, मच्छर, चींटियाँ आदि के शरीर से उत्सर्जित पदार्थ व इनके शरीर के विभिन्न अवयव, कपड़ों के रेशे आदि। इसीलिए घर की धूल से सर्वाधिक लोगों को एलर्जी होती है। यह धूल घर की सफाई करते समय उड़कर नाक, आँख व फेफड़ों में चली जाती है तथा जिन लोगों को इसकी एलर्जी होती है उन्हें तुरन्त छींकें शुरू हो जाती है या ज़ुकाम हो जाता है या आँखें लाल हो कर खुजलाने लगती हैं या साँस तेज चलने लगती है।

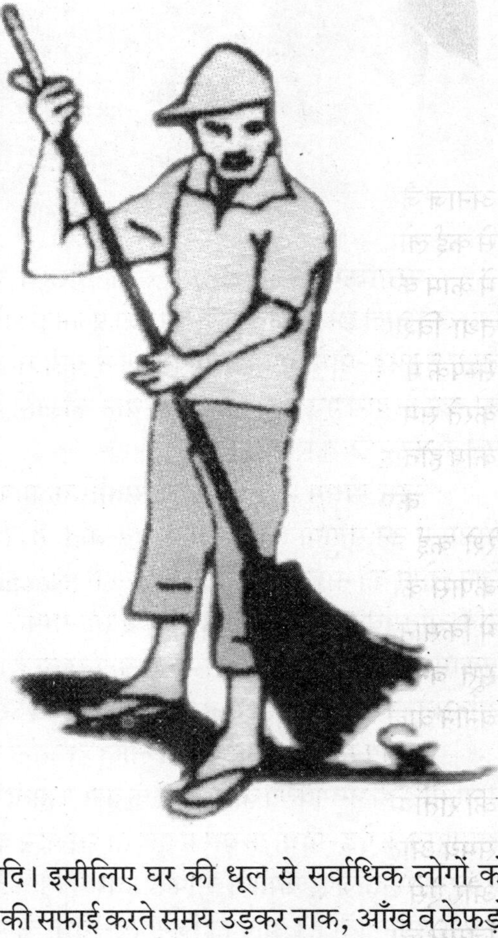

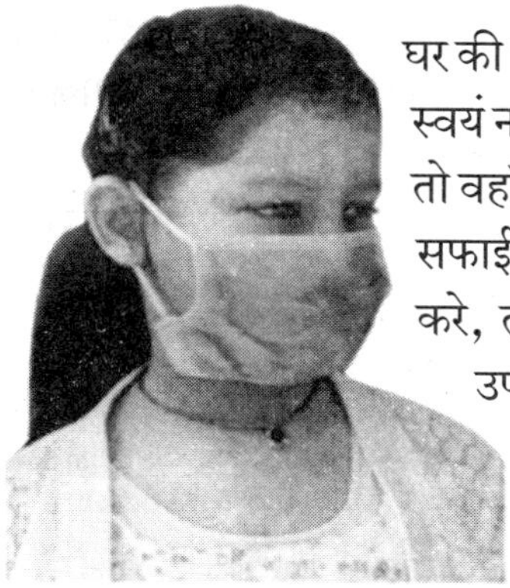

घर की धूल से बचने के लिए घर की साफ-सफाई रोगी स्वयं न करें। साथ ही कोई दूसरा भी सफाई कर रहा हो तो वहाँ से हट जाए या नाक व मुँह पर कपड़ा बाँध कर सफाई करे। सफाई हमेशा गीले कपड़े से पोंछ कर करे, ताकि धूल उड़ें नहीं। यदि वेक्यूम क्लीनर का उपयोग सफाई के लिए करें तो बहुत अच्छा होगा पर वेक्यूम क्लीनर अच्छी क्वालिटी का व HEPA फिल्टर वाला होना चाहिए।

अनाज की धूल :- विभिन्न तरह के अनाज जैसे गेहूँ, ज्वार, बाजरा, मक्का, चावल, चना, सोयाबीन आदि की धूल से कई लोगों को एलर्जी होती है। इस तरह की एलर्जी से मुख्यतः खेत-खलिहानों में काम करने वाले लोग, किसान, किराना व्यापारी, हम्माल, आटा चक्की वाले तथा विशेषकर महिलाएँ, जो अनाज साफ करते समय इनकी धूल के निकट सम्पर्क में आती हैं, आदि सबसे ज्यादा प्रभावित होते हैं। अनाज का कोई भी कार्य करते समय नाक व मुँह पर कपड़ा बाँधें या उन स्थानों से दूर रहें जहाँ अनाज का काम होता हो।

कपास की धूल :- रुई या कपास से निकलने वाली धूल व इसके महीन रेशे कई लोगों में एलर्जी के मुख्य कारण होते हैं। कपास की धूल से सर्वाधिक प्रभावित होने वालों में किसान, कपड़ा मिल में काम करने वाले लोग, सूत बनाने वाले, बुनकर, रुई धुनने व बिस्तर बनाने वाले, कपास के व्यापारी आदि होते हैं।

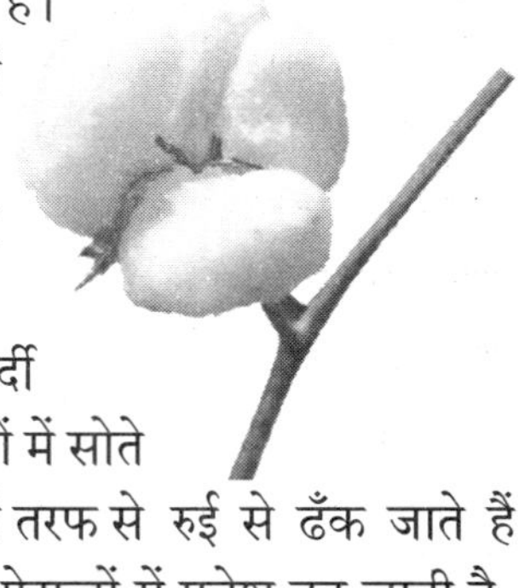

कपास की एलर्जी से पीड़ित रोगियों को सर्दी की रातों में तकलीफ बढ़ जाती है, क्योंकि सर्दियों में सोते समय ओढ़ना व बिछोना रुई का होने से हम चारों तरफ से रुई से ढँक जाते हैं और ऐसे में कपास की धूल आसानी से नाक व फेफड़ों में प्रवेश कर जाती है, जिससे ज्यादा तकलीफ होती है। सेमल की रुई से निर्मित तकिए व बिस्तर ज्यादा कष्टप्रद होते हैं, क्योंकि सेमल की रुई से धूल ज्यादा निकलती है। अतः सेमल की रुई के बिस्तर का उपयोग न करें, जहाँ तक हो बगैर रुई वाले बिस्तर का उपयोग करें व बिस्तर कभी झटक कर स्वयं साफ न करें।

कागज की धूल :- कुछ रोगियों ने अनुभव किया होगा कि वे जब भी पुरानी किताबें या पेपर साफ करते हैं या पुरानी फाइलें खोलते हैं तो उन्हें छींकें आने लगती हैं या ज़ुकाम हो जाता है या साँस चलने लगती है। इसका कारण है कागज की धूल से एलर्जी। पुरानी फाइलों, किताबों आदि का उपयोग करते समय नाक व मुँह पर कपड़ा बाँधें या किसी और से इन्हें साफ करवा कर मँगाएँ, फिर खोलें तो बेहतर रहेगा।

इनके अलावा घास-फूस की धूल, रोड पर वाहनों के चलने से उड़ती धूल, थ्रेशर चलाते समय उड़ने वाली धूल, राख आदि से भी एलर्जी हो जाती है। इन सबसे बचने का हर सम्भव प्रयास करें।

धूल के जीवाणु (Dust Mites) :- घर की धूल व विशेषकर पुरानी धूल में अन्य चीजों के अलावा एलर्जी का जो सबसे शक्तिशाली कारण छुपा होता है, वह है इस धूल में रहने वाले जीवाणु या डस्टमाइट। डस्टमाइट एक अतिसूक्ष्म जीव है जिसका आकार इतना छोटा होता है कि खुली आँखों से इसे नहीं देखा जा सकता है। इसे देखने के लिए सूक्ष्मदर्शी यन्त्र (माइक्रोस्कोप) की आवश्यकता होती है पर यह नन्हा सा जीव बड़े-बड़े दिग्गजों को परेशानी में डाल सकता है।

इस जीवाणु को रहने व फलने-फूलने के लिए गर्म व नमीयुक्त वातावरण चाहिए। साथ ही अँधेरी व सीलन वाली जगहों व जहाँ धूप नहीं आती है, ऐसी जगहों पर यह बड़े मजे से रहता है व फलता-फूलता है। इन जीवाणुओं की सर्वाधिक संख्या हमारे बिस्तरों में होती है, क्योंकि यहाँ इन्हें हमारे शरीर की चमड़ी से गिरने वाली मृत कोशिकाओं का भोजन पर्याप्त मात्रा में मिलता रहता है। बिस्तरों के साथ-साथ कम्बल, दरी, कारपेट, मोटे पर्दों आदि में जमी धूल में भी इनकी संख्या बहुत रहती है।

उमस वाले मौसम में (जो हमारे देश के अधिकांश हिस्सों में बारिश में रहता है) डस्ट माइट्स की संख्या सर्वाधिक रहती है। यदि इस मौसम में बिस्तरों की एक ग्राम धूल निकाल कर उसे माइक्रोस्कोप में देखा जाए तो उसमें इन डस्ट माइट्स की संख्या लगभग 20 से 40 हजार तक मिलती है। इसीलिए इनकी एलर्जी से पीड़ित मरीजों को बारिश के मौसम में ज्यादा परेशानी होती है।

जिन रोगियों को डस्ट माइट की एलर्जी होती है, उन्हें ज्यादातर सुबह-सुबह छींकें आना, नाक से पानी गिरना या रात्रि में साँस-खाँसी का बढ़ जाना आदि तकलीफें होती हैं। एलर्जी टेस्टिंग से यह निश्चित किया जा सकता है कि डस्ट माइट की एलर्जी है या नहीं।

डस्ट माइट्स से होने वाली तकलीफों से बचाव के लिए इन जीवाणुओं की संख्या को नियंत्रित रखना नितान्त आवश्यक है। इसके लिए निम्न सुझावों पर ध्यान दिया जाना चाहिए।

(1) घर की सफाई तथा विशेष रूप से सोने के कमरे की सफाई नियमित रूप से कम से कम दिन में दो बार की जानी चाहिए। विशेषकर घर के कोनों, फर्श की दरारों तथा दीवारों पर चिपकी धूल को अच्छी तरह साफ करना चाहिए। गीले कपड़े से भी आवश्यक स्थानों की सफाई होनी चाहिए, जिससे घर में कहीं भी धूल जमा न हो सके। घर में मकड़ी के जाले, चिड़ियों के घोंसले आदि भी नहीं बनने देने चाहिए।

(2) प्रायः लोग अलमारियों के ऊपर सामान रखकर उसे परदे से ढँक देते हैं। यह जगह इन जीवाणुओं के फलने-फूलने के लिए उत्तम स्थान बन जाती है। अतः ऐसी जगहों की भी नियमित सफाई का पूरा ध्यान रखना चाहिए। जहाँ तक हो सके रोगी को ऐसे कमरों में नहीं सोना चाहिए जहाँ बहुत-सा अनुपयोगी या फालतू सामान रखा हो।

(3) बिस्तरों की नियमित सफाई करना भी अति आवश्यक है। गादी, तकिए, रजाई, कम्बल आदि को सप्ताह में एक बार अच्छी तरह झटककर उनकी धूल निकाल देनी चाहिए ताकि उनमें ये जीवाणु ज्यादा न पनप सकें। ध्यान रहे कि रोगी को यह कार्य स्वयं कभी नहीं करना चाहिए और न ही सफाई के समय वहाँ उपस्थित रहना चाहिए, अन्यथा दमा या एलर्जी के अटैक का खतरा रहता है।

सफाई के बाद सभी बिस्तरों को 4-6 घंटे के लिए धूप में रखना चाहिए। डस्ट माइट्स पर कीटनाशक दवाइयों का असर भी नहीं होता, परन्तु ये धूप में जीवित नहीं रह सकते इसलिए धूप लाभदायक होती है। जिन रोगियों को डस्ट माइट से एलर्जी है, उन्हें रुई के बिस्तर की जगह फोम आदि का बिस्तर उपयोग करना चाहिए, क्योंकि रुई के बिस्तर में धूल ज्यादा जमा होती है। विशेषकर बारिश के मौसम में जब वातावरण में नमी बहुत होती है और धूप भी बराबर नहीं निकलती तब ये जीवाणु बड़ी संख्या में पैदा हो जाते हैं। अतः इस मौसम में बिस्तरों पर यदि अपारगम्य पदार्थ (Impermiable Material) का कवर चढ़ा दिया जाए तो रोगी का काफी बचाव हो सकता है। बहुत दिनों से उपयोग में न लाए गए बिस्तर भी रोगी को इस्तेमाल नहीं करने चाहिए, क्योंकि इनमें भी डस्ट माइट्स काफी संख्या में रहते हैं।

रोगी के सोने के कमरे में कारपेट तथा मोटे परदे नहीं होने चाहिए और वहाँ जरूरत से ज्यादा सामान भी नहीं रखना चाहिए ताकि धूल के जीवाणुओं की संख्या नियंत्रित रखी जा सके और रोगी को इनसे होने वाली तकलीफों से बचाया जा सके। घर के दूसरे कमरों में यदि कारपेट हो तो उनकी नियमित सफाई का ध्यान रखना जरूरी है।

यदि वेक्यूम क्लीनर (सफाई की मशीन) से नियमित सफाई की जाए तो ज्यादा अच्छा है। समय-समय पर कारपेट उठाकर उसके नीचे जमा धूल भी साफ करनी चाहिए तथा सोफे व अन्य फर्नीचर जिनमें धूल जमा होती हो, उन्हें भी वेक्यूम क्लीनर से साफ करना ठीक रहता है। घर में व खासकर सोने वाले कमरे में पर्याप्त हवा एवं प्रकाश आना चाहिए ताकि सीलन न रहे तथा जीवाणु भी नियंत्रित रहें। रोगी को अँधेरे, सीलन वाले कमरे में कभी नहीं सोना चाहिए। बहुत समय से बन्द घर या कमरा रोगी के लिए उपयुक्त नहीं है।

फफूंद :- फफूंद के स्पोर्स भी कई लोगों में एलर्जी पैदा करते हैं। फफूंद ज्यादातर नम जगहों पर गीली दीवारों पर, कूलर की जालियों में, एयरकंडीश्नर के

फिल्टर व डक्ट्स में, गमलों पर व पैड़-पौधों से गिरी पत्तियों आदि पर पनपती है। अतः घर के अन्दर कभी गमले आदि न रखें, साथ ही गीली जगहों पर नियमित सफाई करवाते रहें ताकि फफूंद पैदा न हो। कूलर की जालियाँ हमेशा साफ रखें व एयरकंडीशनर का फिल्टर व डस्ट भी हमेशा साफ करवाते रहें। इन उपायों से फफूंद के सम्पर्क से काफी हद तक बचा जा सकता है।

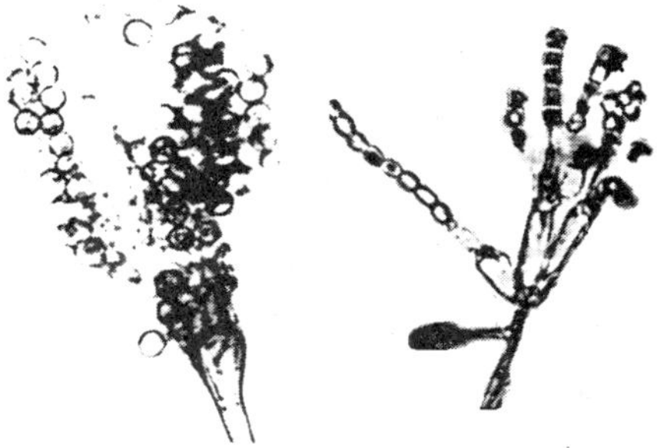

फफूंद के स्पोर्स

पालतू जानवरों के शरीर से उत्सर्जित पदार्थ (Animal Danders) :-

घरों में पाले जाने वाले पशु-पक्षियों से मनुष्य को बड़ा प्रेम रहता है, परन्तु कभी-कभी यही प्रेम जी का जंजाल भी बन जाता है। प्रायः घरों में कुत्ता, बिल्ली,

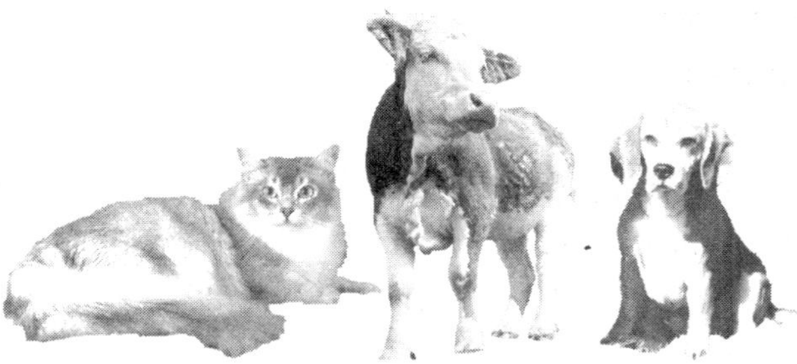

गाय, भैंस, खरगोश, बकरी, मुर्गी, तोता, कबूतर आदि जानवर बड़े शौक से पाले जाते हैं, परन्तु क्या आप जानते है कि इन प्राणियों के शरीर से निकलने वाले पदार्थ जैसे लार, रोएँ, मल-मूत्र आदि एलर्जी का कारण हो सकते हैं। जी हाँ, यह सच है। कई लोगों को इनसे एलर्जी हो जाती है। अतः यदि घर में किसी को इन प्राणियों से एलर्जी हो तो इन्हें न पालना ही बेहतर होगा। बचाव के अन्य सारे उपाय बहुत उपयोगी सिद्ध नहीं हुए हैं।

कीड़े-मकोड़ों (Insects) द्वारा उत्पन्न एलर्जन

जानकर आश्चर्य होगा कि घरों में रहने वाले कीड़े-म कॉकरोच, मक्खियाँ, मच्छर आदि भी एलर्जी पैदा कर सक है। इनमें सबसे ज्यादा एलर्जी कॉकरोच से होती है। पिछल

कई शोधपत्र प्रकाशित हुए हैं और अब कॉकरोच की पहचान एक शक्तिशाली एलर्जी पैदा करने वाले जीव के रूप में हो गई है। कई मरीजों को कॉकरोच से ही एलर्जी होती है, परन्तु रोगी इस बात को गले ही नहीं उतार पाता कि उसकी परेशानियों की जड़ यह निरीह जीव भी हो सकता है। इसलिए वह विशेषज्ञ की बातों को गंभीरता से नहीं लेता। कॉकरोच से बचाव करना उन मरीजों के हित में है, जिन्हें कॉकरोच की एलर्जी है। इन मरीजों को पेस्ट कन्ट्रोल करवा कर अपने घर को कॉकरोच मुक्त करना ही चाहिए।

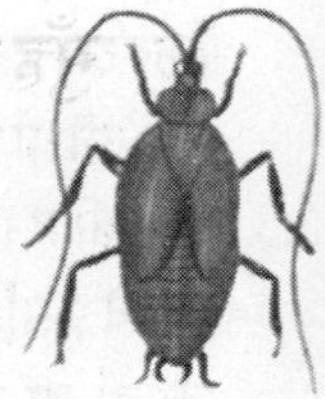

मधुमक्खियों के काटने से भी भयंकर एलर्जी हो सकती है। कभी-कभी मरीज को इतनी तीव्र रिएक्शन (एनाफायलेक्सिस) होता है कि जान बचाना मुश्किल हो जाता है। जिन्हें मधुमक्खी के काटने पर शरीर पर ददोड़े पड़ जाना, चक्कर आना या बेहोशी आ जाना आदि शिकायतें हैं, उन्हें इसके टीके अवश्य लगवाना चाहिए व जब भी कभी मधुमक्खी काटे, तुरन्त, बगैर एक पल गँवाए, नजदीक के अस्पताल पहुँच जाना चाहिए ताकि तुरन्त उचित उपचार मिल सके।

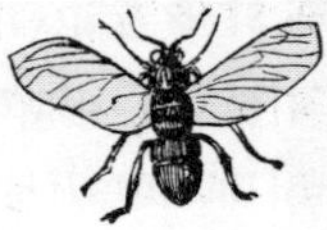

रोएँ व पंख (Fabrics & Feathers) :- कपड़ों, विशेषकर ऊनी कपड़ों से निकलने वाले छोटे-छोटे रोएँ कई बार एलर्जी का कारण बनते हैं। ऐसे रोगियों को स्वेटर, शाल, कम्बल आदि पहनने, ओढ़ने या इनके सम्पर्क में आने से भी एलर्जी की परेशानियाँ हो सकती हैं। यदि इस तरह की एलर्जी का पता लग गया हो तो इन सब चीजों से दूर रहना व ऐसे कपड़े न पहनना, जिनसे रोएँ निकलते हों, आवश्यक हो जाता है।

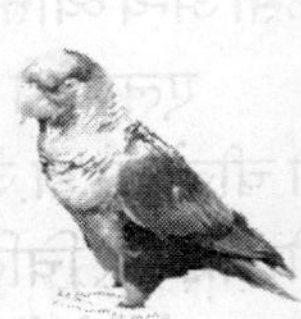

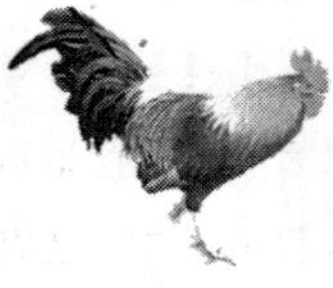

घरों में पाले जाने वाले पक्षियों जैसे - तोता, कबूतर, मुर्गा आदि के पंखों से भी एलर्जी होने की संभावना रहती है। अतः एलर्जी के रोगियों को घर में ऐसे पक्षियों को नहीं पालना चाहिए व यदि हों तो उन्हें शीघ्र दूर कर देना चाहिए।

मुँह द्वारा शरीर में प्रवेश करने वाले एलर्जन्स

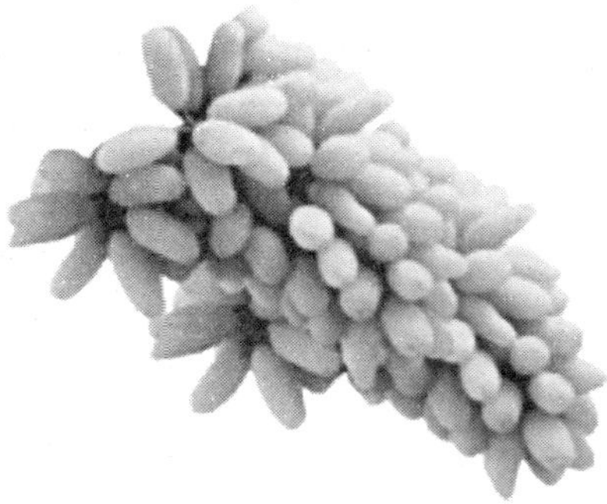

खाने-पीने की चीजों से एलर्जी :- क्या भोजन से भी किसी को एलर्जी हो सकती है? यह प्रश्न अक्सर लोगों के मन में आता है, परन्तु यह सत्य है। निश्चित रूप से खाद्य-पदार्थों से होने वाली एलर्जी के किस्से आजकल आम हैं, किन्तु सदियों पुराने जमाने में भी खाद्य पदार्थों से एलर्जी होती थी। इसीलिए हमारे विद्वान चिकित्सा विज्ञानियों ने हजारों वर्ष पूर्व ही यह बात कही थी कि **'किसी एक व्यक्ति का भोजन किसी दूसरे व्यक्ति के लिए ज़हर भी हो सकता है।'** यानी जिस चीज के खाने से किसी व्यक्ति को कोई रिएक्शन नहीं होता वही चीज किसी अन्य व्यक्ति को एलर्जी कर सकती है और उसे तकलीफ में डाल सकती है।

एलर्जी से पीड़ित लगभग सभी मरीजों का ध्यान सबसे पहले खाने-पीने की चीजों पर ही जाता है, कि कहीं उन्हें कुछ खाने से तो तकलीफ नहीं हो रही है और कई बार चिकित्सक भी सिर्फ अन्दाज से ही रोगियों को कई चीजें न खाने की हिदायत दे देते हैं। रोगी भी अक्सर विशेषज्ञ से यही पूछता है कि क्या उसे कुछ खाने-पीने से एलर्जी हो रही है? इसका पता चल जाए तो वे उन चीजों को हमेशा के लिए छोड़ देंगे। परन्तु वास्तविकता इसके ठीक विपरीत है। हमारे देश में खाद्य पदार्थों की एलर्जी का प्रतिशत बहुत ही कम है, यानी खाद्य पदार्थ ज्यादातर मरीजों में तकलीफ के कारण नहीं होते, परन्तु रोगी सबसे पहले कई तरह के खाद्य पदार्थों का परहेज स्वयं या अन्य लोगों की सलाह से करने लगते हैं। विशेषकर ज़ुकाम व दमे के मरीज तो खाने-पीने की कई चीजें छोड़ देते हैं। यह प्रवृत्ति बिल्कुल गलत है, क्योंकि जब तक आप यह सुनिश्चित नहीं कर लें कि अमुक खाद्य पदार्थ आपके अनुकूल नहीं है या आपकी तकलीफें पैदा करने या बढ़ाने के

लिए जिम्मेदार है, तब तक खाने-पीने की चीजों को छोड़ना बिल्कुल फायदेमन्द नहीं है, उल्टा इससे कई तरह के नुकसान हो सकते हैं, क्योंकि इस तरह के अन्ध परहेजों से आपके भोजन का संतुलन बिगड़ जाता है और रोगी शारीरिक रूप से भी कमजोर होने लगता है। साथ ही कई तरह के बन्धन लगाने से मानसिक परेशानियाँ भी बढ़ सकती हैं। अतः आप पूर्णतः सजग रहें व किन्हीं खाद्य पदार्थों को यदि नुकसानदायक महसूस करते हैं तो उनकी पूरी लिस्ट बनाएँ तथा एलर्जी विशेषज्ञ से सलाह लें। जब आपको किसी विशेष खाद्य पदार्थ से नुकसान होना सुनिश्चित हो जाए, तब ही उसका परहेज करें, अन्यथा नहीं।

खाद्य-पदार्थों से कई बार वास्तव में एलर्जी नहीं होती फिर भी कुछ खाद्य-पदार्थों का सेवन करने के बाद रोगी को कई तरह की परेशानियाँ होने लगती हैं जैसे दमे की तकलीफें व सर्दी-ज़ुकाम का बढ़ जाना, पेटदर्द होना, उल्टी होना, सिर दर्द होना आदि। इसे फूड इन्टॉलरेन्स (Food Intolerance) या खाद्य पदार्थों का माफ़िक न आना कहते हैं।

खाद्य पदार्थों की एलर्जी या इन्टॉलरेन्स का निदान करना बहुत कठिन नहीं है। इसके लिए सर्वप्रथम रोगी का विस्तृत इतिहास जाना जाता है। बच्चों के विषय में यह जानकारी माता-पिता या उनके अभिभावकों से ली जाती है। इस जानकारी

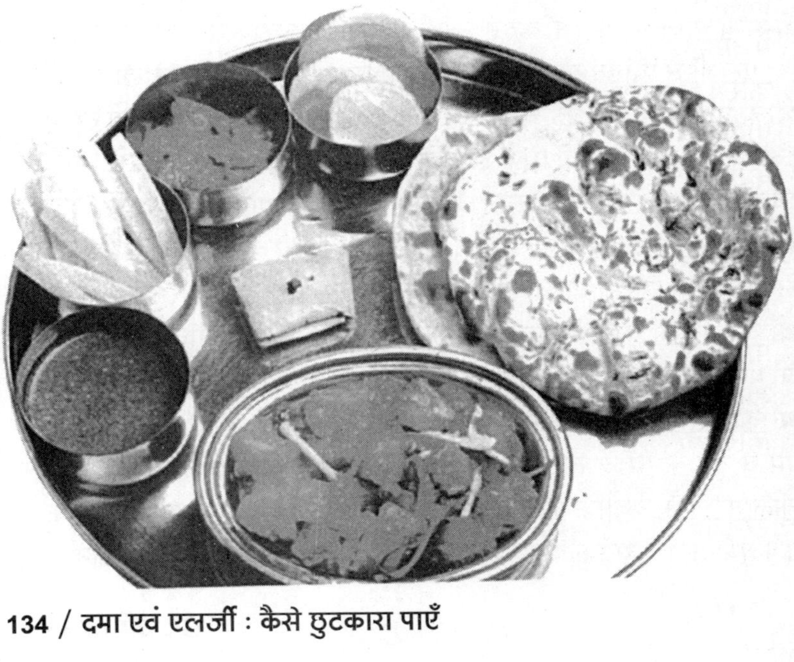

के आधार पर ही संभावित खाद्य पदार्थों का पता लगाया जाता है, जिनसे रोगी को तकलीफ होती है। इसके पश्चात् फूड एलर्जी टेस्ट द्वारा वास्तव में एलर्जी करने वाले खाद्य पदार्थों की पहचान की जाती है। एलर्जी टेस्ट द्वारा ज्ञात हुए खाद्य पदार्थों के बारे में रोगी से पुनः पूछताछ की जाती है कि उन्हें इन खाद्य पदार्थों का सेवन करने पर परेशानी होती है या नहीं। इसके पश्चात विभिन्न विधियों से **'फूड चैलिन्ज टेस्ट'** किया जाता है। यही हानिकारक खाद्य पदार्थों की पहचान करने का सर्वोत्तम तरीका है।

फूड चैलिन्ज टेस्ट :- यह टेस्ट कई तरह से किया जाता है। यहाँ हम इसके सबसे सरल तरीके का जिक्र कर रहे हैं, जिसे कोई भी व्यक्ति बहुत आसानी से अपने घर में ही कर सकता है।

सर्वप्रथम उन सभी खाद्य पदार्थों की सूची बना लीजिए जिनके सेवन से आप समझते हैं कि आपको तकलीफ होती है या आपकी तकलीफें बढ़ जाती हैं। इसके बाद उन सभी खाद्य पदार्थों को 4 से 6 सप्ताह के लिए पूरी तरह त्याग दीजिए। यदि इस परहेज से आपको लाभ हो रहा है तो सम्भव है कि आपकी सूची में आए खाद्य पदार्थों में से ही किसी चीज से आपको एलर्जी या इन्टॉलरेन्स होगी। 4 से 6 सप्ताह के परहेज के बाद जब आप काफी अच्छी स्थिति में हों और आपकी दवाइयाँ (विशेषकर एलर्जी की दवाइयाँ) बन्द हों तब आप अपनी सूची में से किसी एक खाद्य पदार्थ का सेवन कीजिए व 24 घण्टे तक देखिए। यदि इस अवधि में आपको पुनः परेशानी होने लगती है तो वह खाद्य पदार्थ आपकी तकलीफ का कारण हो सकता है। इसी टेस्ट को एक सप्ताह बाद पुनः कीजिए। यदि इस बार भी परिणाम पिछले टेस्ट की तरह ही है, यानी तकलीफें बढ़ गई हों तो यह करीब-करीब तय है कि वह खाद्य पदार्थ आपकी एलर्जी या इन्टॉलरेन्स का कारण है। इसी टेस्ट को तीसरी बार पुनः कीजिए और यदि इस बार भी वैसा ही परिणाम आता है जैसा पहले दो टेस्ट से आया था तो आपको वह खाद्य पदार्थ निश्चित रूप से नुकसान पहुँचा रहा है। इसे पूर्णतः त्याग दीजिए चाहे वह कितना ही जरूरी या पौष्टिक क्यों न हो। परन्तु यदि एक बार टेस्ट में परेशानी होती है पर दूसरी बार नहीं होती, तो वह खाद्य पदार्थ सम्भवतः आपको कोई नुकसान नहीं पहुँचा रहा है व कारण कोई दूसरा है।

इसी तरह से आप अपने सभी संभावित खाद्य पदार्थों का एक-एक करके टेस्ट कर सकते हैं। यह लम्बी प्रक्रिया है, परन्तु इसके परिणाम बहुत सुखद होते हैं।

बच्चों में भी यह टेस्ट उनके माता-पिता या अभिभावक कर सकते हैं।

सामान्यतः देखने में आता है कि ज्यादातर रोगियों में निम्न खाद्य पदार्थों से परेशानियाँ अधिक होती हैं।

1. अनाज :- गेहूँ, मक्का, ज्वार, बाजरा, चावल, जौ आदि।

2. दालें :- चना, तुअर (अरहर), उड़द, मूँग, मसूर, राजमा, चौला आदि।

3. सब्जियाँ :- टमाटर, आलू, नींबू, प्याज, लहसुन, मटर, सेम, धनिया, सरसों आदि।

4. फल :- सेवफल, केला, अरूमद, संतरा, मौसम्बी व अन्य खट्टे रसदार फल, आम, इमली आदि।

5. सूखे मेवे :- काजू, बादाम, अखरोट, मूँगफली आदि।

6. अन्य :- चाय, कॉफी, खमीर (जलेबी, ब्रेड, बन, डोसा, इडली आदि खमीर डाल कर ही बनाए जाते हैं) पनीर, गाय का दूध, अण्डा, मछली, मांस, झींगा आदि।

ये कुछ ऐसे खाद्य पदार्थ हैं जिनसे प्रायः रोगियों को परेशानी हो सकती है। एक विशेष बात यह है कि हमारे यहाँ खाद्य पदार्थों की एलर्जी पाश्चात्य देश की अपेक्षा काफी कम है। अतः बगैर सुनिश्चित किए खाद्य पदार्थों का परहेज करना फायदेमंद नहीं नुकसानकारक हो सकता है।

खाद्य पदार्थों में मिलाए जाने वाले विभिन्न पदार्थ :- आजकल फास्ट फूड का जमाना है। बाजार में कई तरह के 'उपयोग के लिए तैयार' खाद्य व पेय पदार्थ उपलब्ध हैं। परन्तु इन डिब्बा-बोतल बन्द खाद्य पदार्थों में कई तरह के रंग, गंध व इन्हें खराब होने से बचाने के लिए विभिन्न तरह के प्रिजरवेटिव मिलाए जाते हैं। ये पदार्थ वास्तव में केमिकल्स होते हैं, जिनसे कई लोगों को एलर्जी या इनटॉलरेन्स हो सकती है। कई मरीजों में ये केमिकल चर्मरोग, ददोड़े, दमा व सर्दी-ज़ुकाम आदि तकलीफें पैदा करते या बढ़ाते हैं।

मुख्य रूप से ये केमिकल टमाटर सॉस, केचप, प्यूरी, फलों के रस, आलू चिप्स व अन्य कई खाद्य पदार्थों में होते हैं। मिठाइयों में प्रयोग होने वाले रंग कई बार अखाद्य श्रेणी के होते हैं। अतः इस तरह के खाद्य पदार्थों व पेय पदार्थों से सभी को दूर रहना चाहिए। विशेषकर उन बच्चों को तो इनसे बचाकर ही रखना चाहिए, जिन्हें स्वयं या उनके परिवार में किसी को कोई एलर्जीजन्य रोग हो।

कई तरह की दवाइयों की गोलियों व सिरप में भी इन रंगों का उपयोग होता है। अतः एलर्जी से पीड़ित रोगियों को इस बात का पूरा ध्यान रखना चाहिए कि जिस दवाई में इन रंगों या केमिकल्स का उपयोग किया गया हो उन दवाइयों का उपयोग न करें। कई बार ये केमिकल इतना तीव्र रिएक्शन करते हैं कि रोगी की जान पर बन आती है।

दवाइयों से एलर्जी

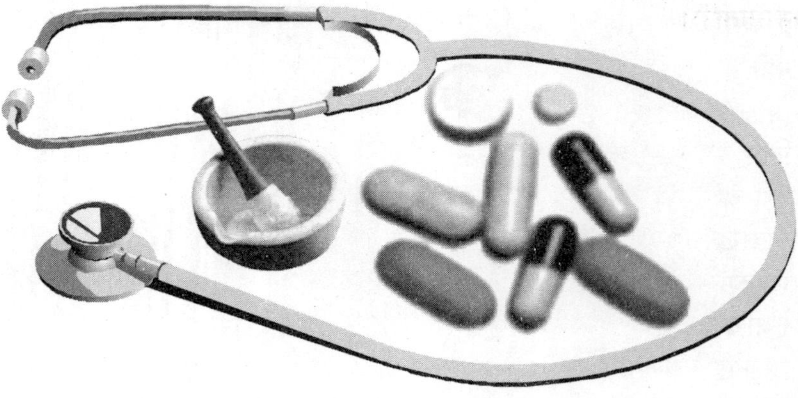

आपने अक्सर लोगों को यह कहते सुना होगा कि उन्हें अमुक दवा से रिएक्शन हो जाता है या अमुक दवा उन्हें सूट नहीं करती और कई लोगों ने इसका अनुभव भी किया होगा। दवाइयों के रिएक्शन वैसे तो बहुत ही कम लोगों में देखने में आते हैं, परन्तु जिन्हें दवाइयों से एलर्जी हो उनकी यह तकलीफ कभी-कभी जानलेवा भी साबित हो सकती है।

ज्यादातर दवाइयों से होने वाले दुष्प्रभावों को ही दवाइयों की एलर्जी मान लिया जाता है। परन्तु ऐसा नहीं है, क्योंकि कई दवाइयों के दुष्प्रभाव उनकी निश्चित से अधिक मात्रा का उपयोग करने या बताए गए समय से अधिक समय तक लेने या कुछ दवाइयों को साथ-साथ लेने से होते हैं, जिन्हें बहुत आसानी से रोका जा सकता है। वास्तविक रूप से दवाइयों से एलर्जी बहुत ही कम केसेस में होती है। मुख्यतः सल्फा ड्रग्स, पेनिसिलिन व इससे सम्बंधित दवाइयाँ, सिफेलोस्पोरिन्स, इन्सुलिन, एस्प्रिन व अन्य दर्द निवारक दवाइयाँ तथा विभिन्न तरह की एक्स-रे जाँचों के लिए दिए जाने वाले कान्ट्रास्ट्स से एलर्जीक रिएक्शन हो सकती है। अतः जिन रोगियों में या उनके परिवार में दवाई की एलर्जी का इतिहास हो उन्हें ये दवाइयाँ बहुत सावधानी से उपयोग करना चाहिए।

अब सवाल यह उठता है कि किसी भी रोगी में दवाइयों की एलर्जी का पता कैसे लगाया जाए ? वास्तव में दवाइयों की एलर्जी का सही-सही पता लगाना बहुत आसान नहीं है, क्योंकि अन्य चीजों से एलर्जी का पता लगाने के लिए की जाने वाली जाँचें :- 1. चमड़ी पर की जाने वाली प्रीक, इन्ट्राडर्मल व पेच टेस्ट 2. रक्त से एलर्जी की जाँच आदि दवाइयों की एलर्जी टेस्ट के लिए बहुत उपयोगी नहीं है। त्वचा परीक्षण से पेनिसिलिन, झायलोकेन (Xylocaine), इन्सुलिन (Insulin), आदि की एलर्जी का ही पता लगाया जा सकता है। शेष दवाइयों के लिए यह टेस्ट उपयोगी नहीं है। दवाइयों से एलर्जी का सही निदान सिर्फ **ड्रग चैलिन्ज टेस्ट** से ही किया जा सकता है। इसमें रोगी को चिकित्सक की देखरेख में दवाई की बहुत थोड़ी-थोड़ी मात्रा दी जाती है तथा उससे होने वाले रिएक्शन देखे जाते हैं। यदि रोगी थोड़ी सी मात्रा से शुरू कर दवाई की पूरी मात्रा (जो दवाई के सही प्रभाव के लिए जरूरी है) लेने तक कोई प्रतिक्रिया नहीं दर्शाता या कोई रिएक्शन नहीं होता तो यह माना जा सकता है कि टेस्ट की गई दवा से रोगी को एलर्जी नहीं है। लेकिन यह टेस्ट भी यह नहीं बता सकता कि व्यक्ति को जो दवा आज एलर्जी नहीं कर रही है, वह भविष्य में भी एलर्जी नहीं करेगी। अतः रोगियों को दवाइयों का उपयोग करने में पूरी सावधानी रखनी चाहिए और यदि किसी भी दवा से कभी कोई रिएक्शन हुआ हो तो चिकित्सक को तुरन्त दिखाना चाहिए व उनसे पूछ कर उस दवाई का नाम अपनी डायरी में नोट कर लेना चाहिए। रोगी को उन दवाइयों के नाम हमेशा याद रखने चाहिए जिनसे उन्हें रिएक्शन हो चुका है या उन्हें लिखकर हमेशा अपने साथ रखना चाहिए व जब कभी दवाइयाँ लेने की आवश्यकता पड़े अपने चिकित्सक को पूरी-पूरी जानकारी देनी चाहिए, कि आपको अमुक-अमुक दवाइयों से रिएक्शन हो चुका है।

दवाई लेने के पूर्व केमिस्ट से भी इस बात का खुलासा कर लेना चाहिए कि आपको दी गई दवाओं में कहीं वे दवाइयाँ तो नहीं हैं जिनसे आपको रिएक्शन है। एक ही दवाई कई तरह के नामों से बाजार में उपलब्ध होती है। अतः दोबारा चिकित्सक व केमिस्ट से पूछ लेना, कि आपको दिए जा रहे ब्रान्ड में रिएक्शनकारी दवा तो नहीं है, बहुत जरूरी है, क्योंकि जरा सी असावधानी से यदि आप वह दवा उपयोग कर लेते हैं, जिससे आपको रिएक्शन होता है, तो उपयोग कर लेने के बाद रिएक्शन को रोका जा सकना बहुत कठिन है। अतः पहले ही सावधान रहें।

काटने व डंक मारने वाले जीव व इंजेक्शन

यह शरीर में एलर्जन्स के प्रवेश का तीसरा रास्ता है। कई तरह के काटने या डंक मारने वाले जीवों में सांप, बिच्छू, मधुमक्खी, पीली ततैया, झींगुर आदि प्रमुख हैं।

मधुमक्खी, पीली ततैया या भ्रमर के काटने का अनुभव कभी न कभी सभी को हुआ होगा। जिन लोगों का शरीर इन प्राणियों के ड़ंक मारने या काटने से शरीर में प्रवेश करने वाले एलर्जन्स के प्रति अतिसंवेदशील नहीं होता या यूं कहें कि जिन्हें इनकी एलर्जी नहीं होती, उन्हें यदि ये जीव काट लें या डंक मारें तो उन्हें काटे या डंक मारे स्थान पर थोड़ी सी खुजली, जलन व सूजन हो सकती है। कुछ समय में ही यह ठीक हो जाती है। इसके विपरीत जिन लोगों को इनकी एलर्जी हो गई है, उन्हें बहुत गंभीर तरह के रिएक्शन होते हैं और कई बार तो यदि समय पर चिकित्सा सहायता न मिले तो रोगी की मृत्यु तक हो सकती है। इस तरह के रिएक्शन होने का खतरा मधुमक्खी पालने वाले लोगों को सर्वाधिक रहता है, परन्तु अन्य लोग भी इससे अछूते नहीं है। पहली बार इन जीवों के काटने से किसी को कोई गंभीर रिएक्शन नहीं हो किन्तु इससे कुछ लोगों का शरीर अतिसंवेदनशील हो जाता है और जब कभी दुबारा ये जीव काटते या डंक मारते हैं तो पूरे शरीर में एलर्जीक रिएक्शन हो जाती है।

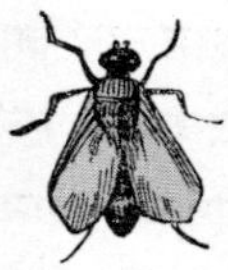

यदि रोगी को इन जीवों के काटने या डंक मारने के तुरन्त बाद पूरे शरीर में खुजली चलने लगती है, ददोड़े पड़ जाते हैं, चक्कर आने लगते हैं, ब्लडप्रेशर कम पड़ जाता है व बेहोशी आने लगती है, तो यह समझ लेना चाहिए कि व्यक्ति को गंभीर रिएक्शन हुआ है। ऐसी अवस्था में रोगी को तुरन्त नजदीक के अस्पताल ले जाना चाहिए ताकि उसे समय रहते सही उपचार मिल जाए, अन्यथा रोगी की जान जाने का खतरा रहता है। जिन लोगों को पहले कभी ऐसा रिएक्शन हो चुका है उन्हें बहुत सावधानी बरतने की जरूरत है। इस तरह के जानलेवा रिएक्शन से रोगी को बचाने के लिए विश्वभर में इम्यूनोथेरेपी का उपयोग किया जाता है। इम्यूनोथेरेपी से रोगी के शरीर को इस तरह तैयार कर दिया जाता है कि भविष्य में यदि कोई जीव उसे काटे या डंक मारे तो भी उसे जानलेवा रिएक्शन न हो। कई तरह की दवाइयों के इन्जेक्शन भी इस तरह की जानलेवा एलर्जी कर सकते हैं।

बाह्य सम्पर्क से एलर्जी

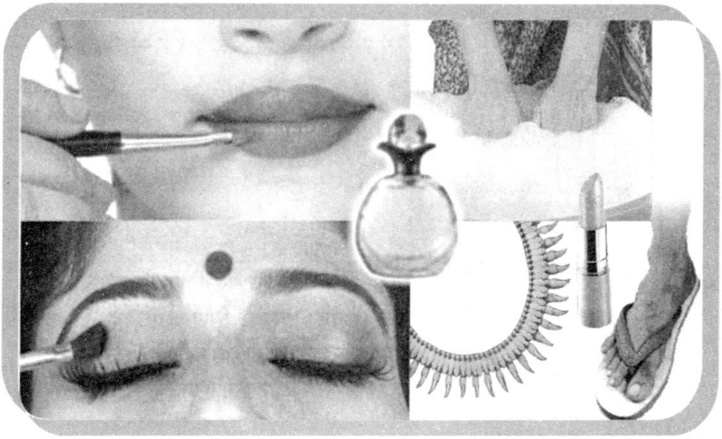

क्या आप जानते हैं, हमारे शरीर का सबसे बड़ा अवयव (Organ) कौन सा है? क्या कहा-लीवर, मस्तिष्क, फेफड़े या हृदय..., नहीं, बिल्कुल नहीं। हमारे शरीर का सबसे बड़ा अवयव है त्वचा (Skin), जो शरीर का प्राकृतिक आवरण है और इसीलिए यह अवयव वातावरण में मौजूद कई तरह की चीजों के सतत सम्पर्क में रहता है। ज़ाहिर है, कई तरह के एलर्जन्स व उत्तेजकों का प्रभाव त्वचा पर पड़ता है। जब इन चीजों के प्रति त्वचा अतिसंवेदनशील हो जाती है तब इनके सम्पर्क से त्वचा पर विभिन्न तरह के रिएक्शन्स होते हैं, जिन्हें हम **कॉन्टेक्ट डर्मेटाइटिस** (Contact Dermatitis) कहते हैं। चर्म रोगों में कॉन्टेक्ट डर्मेटाइटिस का प्रमुख स्थान है और एक अनुमान के अनुसार लगभग 10% त्वचा रोग इसी श्रेणी में आते हैं। सामान्यतः कॉन्टेक्ट डर्मेटाइटिस दो प्रकार की होती है।

इरिटेन्ट कॉन्टेक्ट डर्मेटाइटिस :- इस तरह की रिएक्शन बहुधा अम्ल, क्षार व कई तरह के केमिकल्स के कारण होती है। ये रिएक्शन्स इन पदार्थों की तीव्रता व सम्पर्क में रहने की अवधि पर निर्भर करते हैं।

एलर्जीक कॉन्टेक्ट डर्मेटाइटिस :- इस तरह के रिएक्शन एलर्जी के

कारण होता है, जिसमें हमारा इम्यूनसिस्टम महत्वपूर्ण भूमिका निभाता है।

फोटोएलर्जीक व फोटोटॉक्सिक डर्मेटाइटिस या प्रकाश (धूप) से होने वाली त्वचा की उग्र प्रतिक्रिया :- इनमें सूर्य का प्रकाश (धूप) रिएक्शन पैदा करने या उसे बढ़ा देने का मुख्य कारक होता है। कॉन्टेक्ट डर्मेटाइटिस के कई रोगियों ने यह बात अनुभव की होगी कि धूप में जाते ही उनकी तकलीफें बढ़ जाती हैं और चिकित्सक उन्हें धूप से बचने की हिदायत देते हैं, परन्तु ज्यादातर रोगी इस बात से सहमत नहीं हो पाते कि धूप भी उनकी तकलीफ का कारण हो सकती है, परन्तु यह शत-प्रतिशत सही है।

वैसे तो कोई भी चीज कॉन्टेक्ट डर्मेटाइटिस कर सकती है, परन्तु सामान्यतः निम्न चीजों के सम्पर्क से यह रोग ज्यादा होता है।

कॉस्मेटिक्स (सौंदर्य प्रसाधन) :- क्रीम, पावडर, लिपिस्टिक, बालों में लगाने की क्रीम, हेयर ऑइल, हेयर डाई, बिन्दी, कुमकुम, आई शेड्स, आईब्रो-पेन्सिल, नेल पॉलिश, इत्र, स्प्रे आदि।

टॉयलेटरिज :- साबुन, शेम्पू, डिटरजेन्ट पावडर, डिटरजेन्ट केक, शेविंग क्रीम, तरल साबुन आदि।

सब्जियाँ व फल :- इन्हें साफ करते या काटते समय इनके रसों का सम्पर्क चमड़ी से होता है, जिससे रिएक्शन होती है, जैसे- गाजर, मूली, टमाटर, प्याज, आलू, सेव, सन्तरा, नींबू, मौसम्बी, पाइनएप्पल आदि।

एयरबोर्न एलर्जन्स :- ये हवा के साथ त्वचा के सम्पर्क में आते हैं व रिएक्शन करते हैं, जैसे- गाजरघास व अन्य पेड़-पौधों के परागकण, अनाज की धूल, घर की धूल, सीमेन्ट, लकड़ी का बुरादा आदि।

अन्य :- नकली जेवर, पेन्ट, वॉरनिश, आटोमोबील ऑईल, ग्रीस, प्लास्टिक, लेदर, केमिकल, गुलाल, दवाइयों के क्रीम व लोशन आदि।

फिज़ीकल एजेन्ट्स :- सूर्य के प्रकाश के अलावा गर्म, ठंडा व दबाव भी कुछ रोगियों में कई तरह के रिएक्शन्स कर सकते हैं।

इनके अलावा कई चीजें इस तरह का रिएक्शन कर सकती हैं, जिनका पता लगाना आवश्यक होता है व इनसे बचाव के हर सम्भव उपाय विशेषज्ञ के बताए अनुसार किए जाने चाहिए।

एलर्जी का निदान एवं प्रबंधन

एलर्जी का निदान

मात्र यह कह देने से कि आपको एलर्जी है या आपकी तकलीफें एलर्जी की वजह से हो रही हैं, कोई मायने नहीं रखता व कई बार यह रोगी को भारी उलझन में डाल देता है। अतः एलर्जी का पूरा निदान आवश्यक है, ताकि रोगी उन चीजों से बचाव व परहेज कर सके जिनसे उसे वास्तव में एलर्जी है। आइए देखते हैं कि एलर्जी का सही निदान किस तरह किया जाता है :-

(1) रोगी का विस्तृत इतिहास

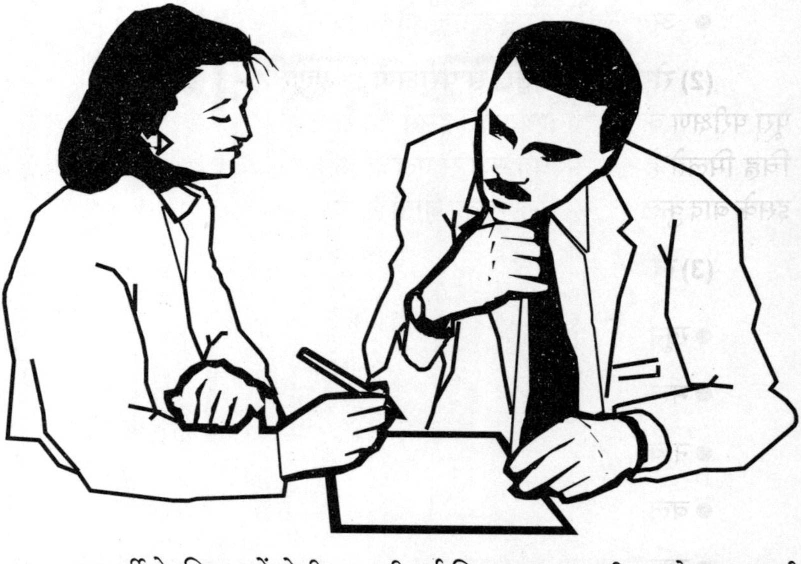

एलर्जी के निदान में रोगी द्वारा दी गई विस्तृत जानकारी सबसे महत्वपूर्ण होती है। विशेषज्ञ को एलर्जी का पता लगाने में एक जासूस की तरह कार्य करना

पड़ता है। रोगी से कई तरह के सवाल पूछ कर जानकारी प्राप्त की जाती है और इन्हीं जानकारियों के आधार पर रोगी को सम्भावित रूप से किन-किन चीजों की एलर्जी हो सकती है, यह सुनिश्चित किया जाता है। अतः विशेषज्ञ के सवालों को निरर्थक मत समझिए, उनका जवाब पूरी तरह सोच-समझकर सही-सही दीजिए, ताकि आपकी एलर्जी का सही निदान हो सके। ये जानकारियाँ विशेष तौर पर निम्न बिन्दुओं पर ली जाती हैं :-

- रोग की सिलसिलेवार जानकारी, तकलीफें व उनकी अवधि।
- मौसम के साथ लक्षणों में होने वाले परिवर्तन।
- रोग को पैदा करने या बढ़ाने वाले कारणों की जानकारी।
- आपके कार्य सम्बंधी जानकारी- इससे आपके निकट सम्पर्क में आने वाले एलर्जन के बारे में जानकारी मिलती है।
- पारिवारिक जानकारी (एलर्जी का रोग वंशानुगत होता है)।
- वातावरण की जानकारी।
- खाद्य पदार्थ एवं उपयोग की जा रही दवाइयों की जानकारी।
- पूर्व में हुए रोगों की जानकारी।
- अब तक किए गए इलाज की जानकारी।

(2) रोगी का विस्तार से परीक्षण :- एलर्जी के रोगी का सिर से पैर तक पूरा परीक्षण करना आवश्यक है। इसमें हमें रोगी के शरीर पर एलर्जी के विभिन्न चिह्न मिलते हैं जो निश्चित रूप से एलर्जी के निदान में बहुत सहायक होते हैं। इसके बाद कुछ महत्वपूर्ण जाँच की जाती है, जैसे :-

(3) लेबोरेटरी जाँचें

- खून की जाँच
- मल की जाँच
- नाक के पानी की जाँच
- बलगम की जाँच
- सायनस व छाती का एक्स-रे

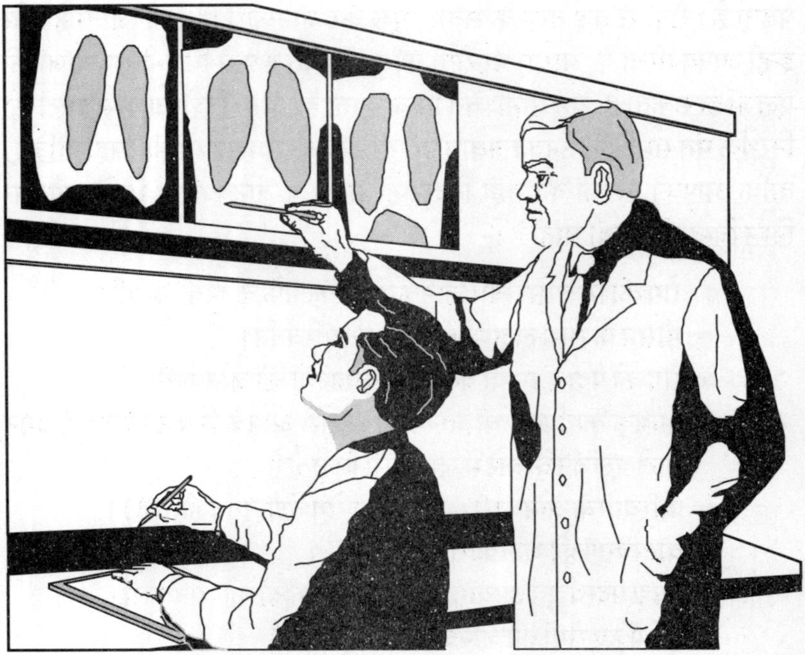

ये जाँचें आवश्यकता के अनुसार की जाती है। यहाँ तक आते-आते यह पता चल जाता है कि रोगी को एलर्जी है या नहीं; और यदि है तो सम्भावित कारण क्या-क्या हैं। इसके पश्चात् सर्वाधिक महत्वपूर्ण टेस्ट होता है, जिसे **एलर्जी टेस्ट** कहते हैं। इस टेस्ट से यह सुनिश्चित हो जाता है कि रोगी को किन-किन चीजों से एलर्जी हो रही है व एलर्जी कितनी तीव्रता की है, यानी हल्की एलर्जी है या मध्यम या बहुत तीव्र एलर्जी है।

एलर्जी टेस्ट

वैज्ञानिकों ने एलर्जी का निदान करने के लिए **एलर्जी टेस्ट** करने की शुरुआत एक सदी पूर्व (सन् 1904 के आसपास) की थी, तब से इस टेस्ट की पद्धति में निरन्तर सुधार किए जा रहे हैं। अभी कुछ वर्ष पहले तक यह टेस्ट चमड़ी पर इन्जेक्शन लगाकर ही होता था, जो बहुत दर्दनाक होता था। अब यह टेस्ट आधुनिक पद्धति से होता है जिसे **प्रीक टेस्ट** कहते हैं।

प्रीक टेस्ट :- एलर्जी टेस्ट करने की यह नई पद्धति है। इसमें विभिन्न एलर्जन्स की एक-एक बूँद हाथ की त्वचा पर टपकाई जाती है और एक छोटे से लेन्सेट (Lancet) से एलर्जन की बहुत ही सूक्ष्म मात्रा चमड़ी में पहुँचा दी जाती है। चूँकि इस पद्धति में इन्जेक्शन नहीं लगाए जाते हैं, इसलिए इसमें रोगी को कोई दर्द या तकलीफ भी नहीं होती। यह पद्धति बहुत सुरक्षित है व इसके परिणाम अच्छे हैं। पूरे विश्व में आज इसी पद्धति से एलर्जी टेस्ट होता है। बच्चों में भी यह टेस्ट आसानी से होता है। इसके परिणाम मात्र 1 से 2 घण्टे में प्राप्त हो जाते हैं।

एलर्जी टेस्ट करने से पूर्व निम्न बातों का ध्यान रखा जाना चाहिए :-

1. **सभी एन्टीएलर्जीक, एन्टीहिस्टामिनीक दवाइयों व खाँसी-सर्दी के सिरप आदि का इस्तेमाल कम से कम 48 घण्टे पूर्व बन्द कर देना चाहिए, क्योंकि ये दवाइयाँ एलर्जी की रिएक्शन को दबा देती हैं। फलस्वरूप टेस्ट के परिणाम प्रभावित हो सकते हैं।**
2. **ब्लडप्रेशर व हार्ट की दवा (बीटा-ब्लॉकर: एटेनॉलाल, सोटालाल आदि) 48 घण्टे पहले बन्द कर दें।**
3. **क्लोरप्रोमाजिन व ट्रायसायक्लिक एन्टीडिप्रेसेन्ट दवाइयाँ 5 से 7 दिन पूर्व बन्द कर दें।**
4. **हाथ की त्वचा पर, जहाँ टेस्ट करना है, कोई भी कार्टिसोन क्रीम लगाना 48 घण्टे पूर्व बन्द कर दें।**
5. **साँस या ज़ुकाम अधिक होने की अवस्था में इन्हेलर, नेजल स्प्रे व 5 मि.ग्रा. प्रेडनिसॉलोन (Prednisolone) दवाई टेस्ट के दिन भी ली जा सकती है।**

रक्त से एलर्जी टेस्ट :- रक्त से भी एलर्जी का पता विशेष इम्यूनोग्लॉब्युलिन (IgE) की जाँच करके लगाया जाता है। यह काम आधुनिक मशीनों पर RAST या अलाईज़ा (Elisa) तकनीक से किया जाता है, परन्तु यह काफी महँगा पड़ता है और इसके उपकरण भी सभी जगह उपलब्ध नहीं रहते।

दूसरा इसमें रोगी के रक्त का सेम्पल ही जाँच के लिए आता है। अतः रोगी की पूरी हिस्ट्री व अन्य जानकारियों के अभाव में इसके परिणाम उतने सटीक नहीं होते जितने स्किन टेस्ट के होते हैं। यह जाँचें विदेशों में भी सिर्फ शोध के लिए उपयोगी होती है। इन्हें रूटीन एलर्जी टेस्ट के लिए उपयोगी नहीं माना गया है। रक्त से एलर्जी टेस्ट बहुत महँगा होने के बावज़ूद स्किन टेस्ट जितना उपयोगी नहीं है। अतः एलर्जी टेस्ट के लिए स्किन टेस्ट (प्रीक टेस्ट) का ही उपयोग सर्वाधिक उपयुक्त है।

पैच टेस्ट :- यह टेस्ट, चमड़ी के सम्पर्क में आकर, चमड़ी पर एलर्जी (कॉन्टेक्ट डर्मेटाइटिस) पैदा करने वाली चीजों को जानने के लिए किया जाता है। आपने देखा होगा कि कुछ लोगों को कास्मेटिक्स, डिटरजेंन्ट, केमिकल, ऑइल, बिन्दी, रबर, आर्टिफिशियल ज्वेलरी आदि से चमड़ी पर एक्ज़ीमा जैसा रिएक्शन हो जाता है। इन रोगियों में इस रिएक्शन का वास्तविक कारण क्या है? यह पता लगाने के लिए पैच टेस्ट किया जाता है। इस टेस्ट में विभिन्न एलर्जन जैसे केमिकल, मेटल, फलों के रस, सब्जियों के रस, साबुन, डिटर्जेन्ट, रबर, तेल, गाजरघास जैसी कई वस्तुओं के पैच बनाकर पीठ पर चिपकाए जाते हैं और 48 से 72 घण्टों के पश्चात् ये पैच निकाल कर पैच वाली जगह की चमड़ी की जाँच की जाती है। जिस वस्तु के पैच की जगह रिएक्शन होता है, रोगी को उस वस्तु की एलर्जी है, यह सुनिश्चित हो जाता है।

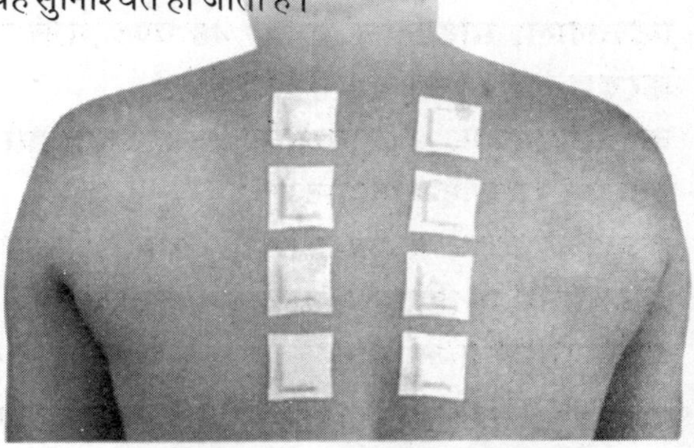

रोगी की पीठ पर टेस्ट के लिए चिपकाए गए पैच

एलर्जी का प्रबन्धन

एलर्जी के बारे में आम धारणा है कि यह बीमारी यदि एक बार हो जाए तो कभी ठीक नहीं होती। कई चिकित्सक, जो इस रोग के बारे में सिर्फ सतही जानकारी रखते हैं, भी रोगी को यही कहते पाए जाते हैं कि अब आपको दवाइयाँ हमेशा खानी होंगी, इसका कोई इलाज नहीं है। हालाँकि यह बात पूर्णतः सत्य नहीं है। हाँ, कुछ दशकों पूर्व तक एलर्जी का कोई कारगर उपचार नहीं था, पर चिकित्सा क्षेत्र में हो रही निरन्तर खोजों और विशेषकर एलर्जी के विषय में हुए वैज्ञानिक अनुसंधानों ने अब एलर्जी के उपचार को कारगर बना दिया है। इस विषय में निरन्तर शोध हो रहे हैं और हो सकता है आने वाले समय में और अच्छे उपचार हमें उपलब्ध हो जाएं, आज भी एलर्जी के लिए प्रभावी उपचार मौजूद हैं।

एलर्जी उपचार के बिन्दु : –

1. कारणों का पता लगाना :– एलर्जी के उपचार की यह पहली सीढ़ी है। रोगी को किन-किन चीजों से एलर्जी है यह उसके विस्तृत इतिहास व एलर्जी टेस्ट द्वारा पता लगाया जाता है। सिर्फ शंका के आधार पर यह नहीं कहा जाना चाहिए कि रोगी को अमुक-अमुक चीजों से एलर्जी है। इसे टेस्ट से सुनिश्चित किया जाना जरूरी है।

2. बचाव व परहेज :– यह उपचार की दूसरी व सबसे महत्वपूर्ण सीढ़ी है। जब यह सुनिश्चित हो जाता है कि रोगी को अमुक-अमुक चीजों से एलर्जी है तब उन चीजों से बचना या परहेज करना सबसे ज्यादा फायदेमन्द होता है, क्योंकि एलर्जी एक तरह का रिएक्शन है व यह रिएक्शन तब ही होगा जब रोगी का शरीर उन चीजों के सम्पर्क में आएगा जिनसे उसे एलर्जी है। यदि किसी तरह यह सम्पर्क होने ही नहीं दिया जाए या सम्पर्क को कम से कम किया जा सके तो रिएक्शन या तो होगा ही नहीं या इतना कम होगा कि रोगी को कोई विशेष परेशानी नहीं रहेगी। अतः एलर्जी के उपचार में सर्वाधिक जोर बचाव व परहेज पर दिया जाता है। बचाव करने के तरीके एलर्जन के हिसाब से भिन्न-भिन्न हो सकते हैं व आपके लिए सबसे उपयुक्त तरीका क्या रहेगा यह सब विशेषज्ञ आपको बताएँगे। यदि आप उनकी सलाह पर पूरी तरह से अमल करते हैं तो निश्चित मानिए आगे आपको एलर्जी से कोई परेशानी नहीं होगी।

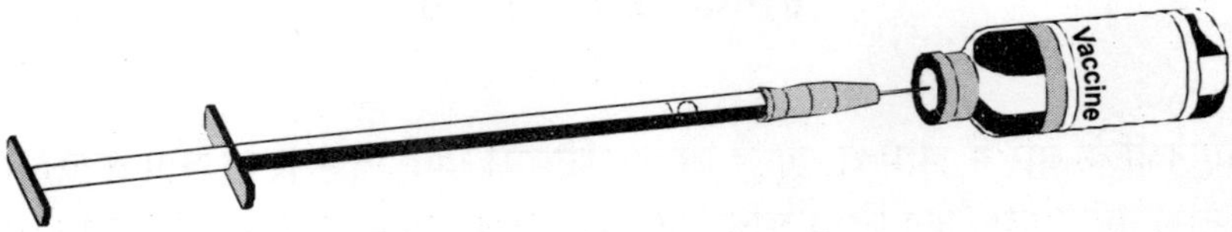

३. इम्यूनोथेरेपी (टीकों द्वारा उपचार) :- एलर्जी का सीधा सम्बंध शरीर के इम्यूनसिस्टम यानी रक्षा प्रणाली से है। जब शरीर का इम्यूनसिस्टम गड़बड़ा जाता है तब शरीर कई तरह की हानिकारक व हानिरहित चीजों के सम्पर्क में आने पर उग्र प्रतिक्रियाएँ करने लगता है जिसे हम एलर्जी कहते हैं। शरीर को इन एलर्जीक रिएक्शन से बचाने के निम्न तरीके हैं।

✴ पहला व सर्वश्रेष्ठ तरीका है शरीर को उन चीजों के सम्पर्क में नहीं आने देना, जिनसे आपको एलर्जी है।

✴ दूसरा तरीका ऐसी दवाइयों का उपयोग करना, जो एलर्जन के सम्पर्क में आने के बाद होने वाले रिएक्शन को रोक दें, इन्हें हम एन्टीएलर्जीक दवाइयाँ कहते हैं।

✴ तीसरा व सबसे महत्वपूर्ण तरीका है शरीर के बिगड़े हुए इम्यूनसिस्टम को ठीक करना। इसे हम **इम्यूनोमोड्यूलेशन** भी कहते हैं। यह काम इम्यूनोथेरेपी द्वारा किया जाता है।

इम्यूनोथेरेपी या टीके द्वारा उपचार का सिद्धान्त बहुत कुछ वैसा ही है जैसे बच्चों को विभिन्न बीमारियों (पोलियो, डिप्थीरिया, काली खाँसी, तपेदिक टायफॉइड, हेपेटाइटिस-बी, खसरा, छोटी माता आदि) से बचाने के लिए वेक्सीन या टीके लगाए जाते हैं। एलर्जी के वेक्सीन धीरे-धीरे शरीर को इस तरह तैयार कर देते हैं कि रोगी को एलर्जन के सम्पर्क में आने पर भी रिएक्शन नहीं होती या बहुत कम होती है तथा रोगी को एलर्जी से होने वाली परेशानियों से लम्बे समय के लिए छुटकारा मिल जाता है।

इम्यूनोथेरेपी का असर बहुत धीरे-धीरे होता है। इसलिए यह चिकित्सा 5 वर्ष तक या कभी-कभी इससे भी अधिक समय तक निरन्तर जारी रहती है। इम्यूनोथेरेपी से सभी एलर्जी के मरीजों को लाभ होगा, ऐसा भी नहीं है। पिछले वर्षों में विश्वभर में इम्यूनोथेरेपी पर चल रहे शोध के परिणामों से अब यह स्पष्ट हो गया है कि यह चिकित्सा कुछ ही एलर्जन्स के लिए उपयोगी है।

जैसे :-

- विभिन्न तरह की धूल
- धूल के जीवाणु (डस्टमाईट)
- परागकण
- फफूंद
- कॉकरोच, मधुमक्खी, पीली ततैया

आदि की एलर्जी में इम्यूनोथेरेपी बहुत अच्छे परिणाम देती है। खाद्य पदार्थों की एलर्जी के लिए इम्यूनोथेरपी के परिणाम आशातीत नहीं हैं। **इम्यूनोथेरेपी के सर्वश्रेष्ठ परिणाम के लिए निम्न बातों का ध्यान रखना आवश्यक है :**

- मरीजों का चुनाव निर्धारित मापदण्डों के आधार पर ठीक से किया जाना चाहिए।
- वेक्सीन निर्धारित शिड्यूल के अनुसार नियमित लिए जाने चाहिए।
- वेक्सीन का कोर्स 5 वर्ष तक चलता है। आवश्यकता होने पर इस का समय बढ़ाया भी जा सकता है। अतः इस समय के पूर्व वैक्सीन बन्द नहीं करना चाहिए (चाहे आपको कुछ माह के कोर्स में ही पूर्ण आराम हो गया हो) वर्ना कुछ समय बाद तकलीफें फिर से शुरू हो सकती हैं।
- वेक्सीन के साथ-साथ उन चीजों से बचाव भी अतिआवश्यक है जिनसे आपको एलर्जी है, अन्यथा परिणाम अच्छे नहीं मिलेंगे।
- अपने चिकित्सक या विशेषज्ञ द्वारा दिए गए निर्देशों का ठीक से पालन कीजिए।

यदि रोगी इस चिकित्सा को धैर्यपूर्वक करे व चिकित्सक को पूर्ण सहयोग दे तो निश्चित ही वह एलर्जी से छुटकारा पा सकता है। वैसे तो इम्यूनोथेरपी के अच्छे परिणाम मिलते हैं, परन्तु कुछ लोगों को आशातीत परिणाम नहीं मिलते। इसके कई कारण हो सकते हैं।

ज्यादातर केसेस में लाभ न होने के निम्न कारण होते हैं :-

- इम्यूनोथेरपी के लिए मरीज का चुनाव ठीक से नहीं किया गया हो अर्थात ऐसे रोगियों को इम्यूनोथेरेपी दी गई हो जिनमें अच्छे परिणाम की सम्भावना कम हो, जैसे - जिन्हें कई चीजों की एक साथ

एलर्जी हो, खाद्य पदार्थों की एलर्जी हो या इम्यूनोथेरेपी के साथ-साथ बचाव के उपाय बिल्कुल न किए गए हों या जिनको इम्यूनसिस्टम की कोई बीमारी हो।

- एन्टीजन का चुनाव गलत हो, अर्थात जिन चीजों के वेक्सीन देने चाहिए वे नहीं दिए गए हों।
- एन्टीजन की गुणवत्ता ठीक नहीं हो या उन्हें ठीक तरह से उचित तापमान पर फ्रीज में न रखा गया हो व नियमित तथा निर्दिष्ट तरीके से नहीं लिए गए हों।
- यदि रोगी एक जगह से दूसरी जगह भ्रमण करता हो।
- नई चीजों से एलर्जी उत्पन्न हो गई हो।
- रोगी की उम्र 5 वर्ष से कम या 55 वर्ष से अधिक हो।
- इम्यूनोथेरेपी पूर्ण समय तक न ली गई हो, क्योंकि यह चिकित्सा 5 वर्ष तक चलती है। कई मरीज इसे बीच में छोड़ देते हैं जिससे पूरा लाभ नहीं मिलता।

इम्यूनोथेरेपी से कितना लाभ होगा इसका ठीक-ठीक अंदाज पहले से नहीं लगाया जा सकता तथा इसके प्रभाव भी 6 माह से 1 साल के बाद ही पता चलते हैं अतः इस चिकित्सा को धैर्यपूर्वक करना चाहिए।

इम्यूनोथेरेपी के कोई दीर्घकालीन दुष्प्रभाव नहीं देखे गए हैं। हाँ, वेक्सीन लगाते समय कुछ छोटे-बड़े रिएक्शन हो सकते हैं (जो अन्य दवाइयों व इन्जेक्शन आदि से भी होते हैं) जिनके लिए आपके चिकित्सक (जो वैक्सीन लगा रहे हैं) उचित उपचार दे देंगे। बहुत कम केसेस में कभी-कभी वेक्सीन से तीव्र रिएक्शन व एनाफायलेक्सिस भी हो सकता है। अतः वेक्सीन या टीके हमेशा हॉस्पिटल में या योग्य चिकित्सक से ही लगवाने चाहिए ताकि कभी गंभीर रिएक्शन हो तो वे आपको समुचित चिकित्सा दे सकें। वैसे वेक्सीन से ऐसा होना बहुत ही कम देखा गया है।

इम्यूनोथेरेपी आज विश्वभर में एलर्जी के एकमात्र प्रभावी उपचार के रूप में मान्य है। विश्व स्वास्थ्य संगठन (W.H.O.) ने भी इसे एक लाभकारी चिकित्सा के रूप में मंजूरी दी है। इम्यूनोथेरेपी पर आज भी निरन्तर शोध हो रहे हैं और आने वाले समय में हो सकता है कुछ ऐसे वेक्सीन विकसित हो जाएँ, जिनको इतने लम्बे समय (5 वर्ष) तक लगाने की आवश्यकता न हो। अब मुँह द्वारा लिए जा

सकने वाले वेक्सीन (ओरल वेक्सीन) भी विकसित किए जा रहे हैं। जिससे यह चिकित्सा सुविधाजनक हो जाएगी व अधिक सुरक्षित भी रहेगी।

मानव जीनोम की पूरी जानकारी अब वैज्ञानिकों ने प्राप्त कर ली है जिससे एलर्जीकारक जीन्स का पता लगाना भी आसान हो गया है और भविष्य में एलर्जी व दमे के लिए **जीन थेरेपी** के पूर्ण विकसित होने की आशाएँ भी बहुत प्रबल हो गई हैं।

एलर्जीजन्य कुछ प्रमुख रोग

ज़ुकाम

आपने कई लोगों को अक्सर छींकते हुए देखा होगा, यह ज़ुकाम का एक खास लक्षण है। वैसे तो ज़ुकाम एक साधारण रोग है और संसार में शायद ही कोई ऐसा व्यक्ति होगा जिसे कभी ज़ुकाम नहीं हुआ हो। साधारण सा दिखने वाला यह रोग अच्छे-अच्छों को परेशान कर डालता है। बार-बार आती छींकें, नाक से बहता पानी, आँख-नाक में खुजली भला किसे चैन से रहने दे सकती है। इस ज़ुकाम के कारण होने वाले कार्य दिवसों व स्कूल दिवसों का नुकसान व इसकी चिकित्सा पर होने वाले खर्च का आँकड़ा लाखों-करोड़ों नहीं, अरबों रुपयों में जाता है। साधारणतः ज़ुकाम वायरस के द्वारा होता है, जिसे हम इन्फ्लूएन्ज़ा कहते हैं। यह ज़ुकाम 3 से 7 दिन में ठीक हो जाता है। इस ज़ुकाम का अनुभव हम सभी को है, परन्तु यहाँ हम एक विशेष तरह के ज़ुकाम की बात कर रहे हैं, जिससे करीब 10 से 20% लोग त्रस्त रहते हैं। यह ज़ुकाम है- एलर्जीजन्य ज़ुकाम, चिकित्सकीय भाषा में इसे **एलर्जीक रायनाइटिस्** कहा जाता है। इस ज़ुकाम के कुछ मुख्य लक्षण हैं, जिनसे इसे स्पष्ट पहचाना जा सकता है। जैसे -

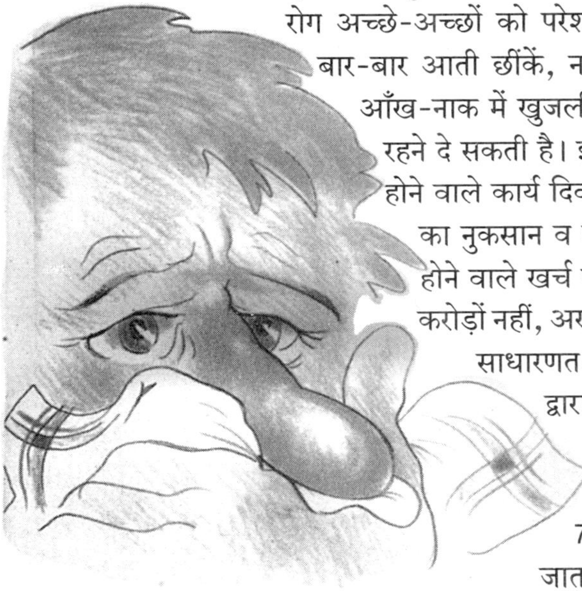

- ज़ुकाम का बार-बार होना, किसी विशेष मौसम में होना या लगातार बने रहना एवं जब तक दवाइयाँ ली जाएँ तभी तक ठीक रहना व दवाई बन्द करने पर फिर से हो जाना।
- अचानक एक साथ बहुत सी छींकें आना व नाक पानी बहना या नाक बन्द हो जाना।
- नाक, कान, गले व आँखों में खुजली होना, रोगी द्वारा आँख व नाक को बार-बार रगड़ना।

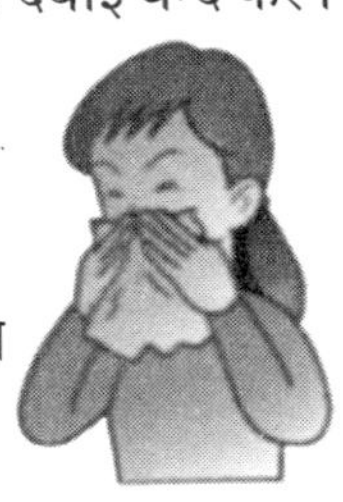

⊙ ज़ुकाम के साथ आँखों का लाल हो जाना व उनसे पानी आना।

⊙ खूशबू या बदबू सहन नहीं होना या इनका पता ही नहीं चलना।

⊙ घर की सफाई करने, अनाज साफ करने, किसी विशेष चीज के सम्पर्क में आने या कुछ चीजें खाने से ज़ुकाम हो जाना।

⊙ हमेशा नाक रगड़ते रहने से नाक के ऊपर एक गहरे रंग की आड़ी लकीर बन जाना आदि एलर्जीजन्य ज़ुकाम के कुछ प्रमुख लक्षण हैं, जिनसे रोगी यह स्पष्ट रूप से पहचान सकता है कि उसे **एलर्जीक रायनाइटिस** है।

पिछले कुछ दशकों में यह रोग एक महामारी की तरह फैला है। इसकी गंभीरता व इससे जनमानस को होने वाले नुकसानों को देखकर विश्व स्वास्थ्य संगठन (WHO) ने भी इस रोग को बड़ी गंभीरता से लिया है व इस रोग के निदान, उपचार व रोकथाम के लिए एक सुस्पष्ट प्रोटोकॉल बनाया है, ताकि सभी चिकित्सक इसकी गंभीरता को समझें व पूर्णतः वैज्ञानिक तरीके से इस रोग का यथासमय निदान व प्रभावी मैनेजमेन्ट करें, जिससे रोगियों को होने वाली कई तरह की शारीरिक, मानसिक व आर्थिक परेशानियों से बचाया जा सके।

पिछले कुछ वर्षों के शोध से यह स्पष्ट हो गया है कि यह एलर्जीजन्य ज़ुकाम दमा में बदल सकता है। अतः इस रोग का समय रहते सही मैनेजमेन्ट किया जाना अतिआवश्यक है। साथ ही रोगियों को भी यह बात समझ लेना चाहिए कि यदि वे इस रोग को एक साधारण व्याधि के रूप में लेकर टालते रहते हैं तो यह रोग कभी भी दमा जैसी गंभीर बीमारी को न्योता दे सकता है। एलर्जीक रायनाइंटिस का निदान अब आसान है, रोगी में यह किन कारणों से हो रहा है इसका पता रोगी के विस्तृत इतिहास व एलर्जी टेस्ट से चल जाता है। इस रोग का मैनेजमेन्ट भी अन्य एलर्जीजन्य रोगों की तरह ही किया जाता है। इसे हम इस तरह समझ सकते हैं।

- ज़ुकाम, एलर्जीक रायनाइटिस ही है, यह सुनिश्चित करना।
- ज़ुकाम के कारणों का पता लगाना।
- कारणों से पूरी तरह बचाव करना।
- जरूरत के अनुसार विभिन्न दवाइयों का उपयोग चिकित्सक के निर्देशानुसार करना।
- आवश्यकता होने पर इम्यूनोथेरेपी या टीकों का उपयोग करना।

ददोड़े या पित्ती

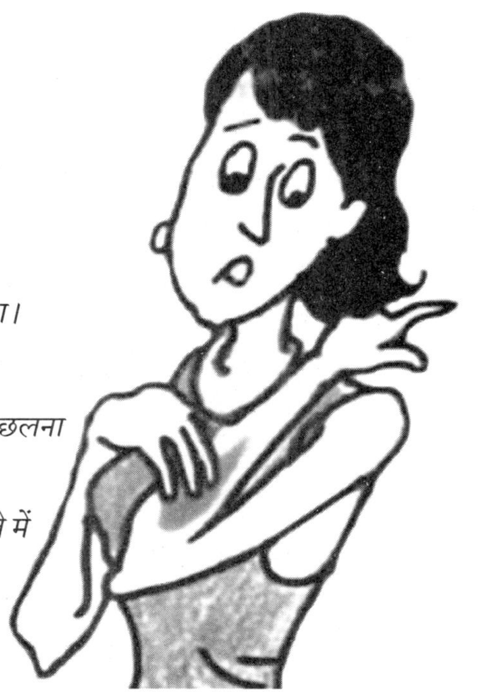

इस रोग के प्रमुख लक्षण हैं -

- *शरीर पर अचानक खुजली होना।*
- *जलन होना।*
- *चमड़ी पर जगह-जगह पित्ती उछलना या ददोड़े हो जाना।*
- *कभी-कभी होंठ, जीभ या गले में भी सूजन आ जाना।*

ये सारे लक्षण कुछ मिनट से लेकर कुछ घण्टों तक रह सकते हैं फिर अपने आप या दवाइयों से ठीक हो जाते हैं। ज्यादातर लोग जीवन में कभी न कभी इस रोग का सामना करते हैं, परन्तु यह परेशानी कुछ क्षणों से लेकर कुछ घण्टों या कुछ दिनों तक रहकर उपचार से या उपचार के बगैर भी अपने आप ठीक हो जाती है। इसे हम **एक्यूट अर्टिकेरिया** (Acute urticaria) कहते हैं। जब कभी यह तकलीफ लगातार दो माह से अधिक समय तक बनी रहती है तो इसे **क्रॉनिक अर्टिकेरिया** (Chronic urticaria) कहा जाता है।

वैसे तो एक्यूट या क्रॉनिक दोनों ही तरह के अर्टिकेरिया में वास्तविक कारण खोजना बहुत मुश्किल है और ज्यादातर मरीजों में हम इसे खोज ही नहीं पाते, उन लोगों में जिनमें इसका कारण नहीं खोजा जा सका है इसे **इडियोपैथिक अर्टिकेरिया** (Iediopaethic urticaria) कहते हैं। इस श्रेणी में लगभग 60% से 80% तक मरीज आते हैं, यानी ज्यादातर मरीजों में ददोड़े होने का कारण मिल ही नहीं पाता। इसके विपरीत 20% से 40% लोगों में यह विभिन्न कारणों से हो सकता हैं जैसे :-

- किन्हीं खाद्य पदार्थों की एलर्जी, इन्टॉलरेन्स या कुछ खाद्य पदार्थों का एक साथ खाया जाना जैसे तेल एवं खटाई साथ-साथ, प्याज व दूध साथ-साथ आदि।
- खाद्य पदार्थों में मिलाए जाने वाले प्रिजरवेटिव, रंग, गंध आदि।
- किन्हीं दवाइयों से।
- किसी विशेष मौसम में परागकणों या फफूंद आदि की एलर्जी के कारण।
- पेट में कृमि या कीड़े (Worms) होने पर।
- ठण्ड या गर्मी के कारण (सर्द-गर्म)।
- प्रेशर या दबाव सहन न कर पाने के कारण।
- धूप या प्रकाश से।
- मधुमक्खी, पीली ततैया या कीट-पतंगों के काटने, डंक मारने से।
- विभिन्न तरह के वैक्सीन या रक्त एवं रक्त उत्पादों के उपयोग से।
- तनाव व मानसिक परेशानियों से।
- शरीर में कहीं क्रॉनिक इन्फैक्शन होने से।
- शरीर में कहीं कोई फॉरेन-बॉडी रहने से जैसे हड्डियों में लगी रॉड, प्लेट आदि।

इसके अलावा कई अन्य कारण किसी रोगी विशेष में इस रोग के लिए जिम्मेदार हो सकते हैं।

कारणों का पता लगाने के लिए :-

- रोगी का विस्तृत इतिहास जानना।
- रक्त की जाँच।
- मल-मूत्र की जाँच।
- आवश्यकतानुसार छाती/सायनस आदि के एक्सरे।
- एलर्जी स्किन टेस्ट (प्रीक टेस्ट) आदि आवश्यक होते हैं।

इन जाँचों से ददोड़े पैदा करने वाले कारणों का पता चल जाता है, जिनसे रोगी को पूरा बचाव करना अनिवार्य होता है। जैसा कि हमने ऊपर देखा, इतनी जाँचों के बावजूद लगभग 60 से 80% मरीजों में हम कोई कारण नहीं खोज पाते हैं।

ददोड़ों का उपचार :-

- यदि कारण पता लग गए हों तो उनसे पूरा-पूरा बचाव।
- दवाइयाँ।

ददोड़ों के लिए मुख्य रूप से :-

- एन्टी हिस्टामिनिक/एन्टी एलर्जीक दवाइयाँ व
- कार्टिकोस्टेराइड्स दवाइयों का प्रयोग किया जाता है।

कई बार इन दवाइयों की एक खुराक से ही मरीज ठीक हो जाता है परन्तु कुछ मरीजों में इन दवाइयों का उपयोग हफ्तों, महीनों या वर्षों तक करना पड़ता है। ऐसे केसेस में विशेषज्ञ की देखरेख में उनकी सलाह के अनुसार ही इन दवाइयों का उपयोग लम्बे समय तक करना चाहिए, ताकि दवाइयों का न्यायसंगत उपयोग कर रोगी को पूरी राहत दी जा सके व दवाइयों के लम्बे समय तक उपयोग के कारण होने वाले दुष्प्रभावों को रोका जा सके या कम से कम किया जा सके। जहाँ तक हो सके कार्टिकोस्टेराईड्स का उपयोग नहीं करना चाहिए और यदि बहुत जरूरी हो तो इसका उपयोग कम से कम मात्रा में कम से कम समय के लिए ही करना चाहिए वर्ना इससे कई तरह के अन्य रोग जैसे डायबिटीज़, उच्च रक्तचाप, मोटापा, हड्डियों का गलना, चमड़ी का पतला हो जाना आदि का खतरा रहता है।

कॉन्टेक्ट डर्मेटाईटिस :- कई चीजें चमड़ी के सीधे सम्पर्क में आकर विभिन्न तरह का रिएक्शन करती हैं, जिससे चमड़ी पर दाद या एक्ज़ीमा जैसा रिएक्शन हो जाता है इसे कॉन्टेक्ट डर्मेटाईटिस कहते है, इसका विस्तृत वर्णन बाह्य सम्पर्क द्वारा एलर्जी पैदा करने वाले कारणों के अन्तर्गत किया गया है।

एलर्जीक कन्जक्टिवाइटिस या आँखों का लाल हो जाना

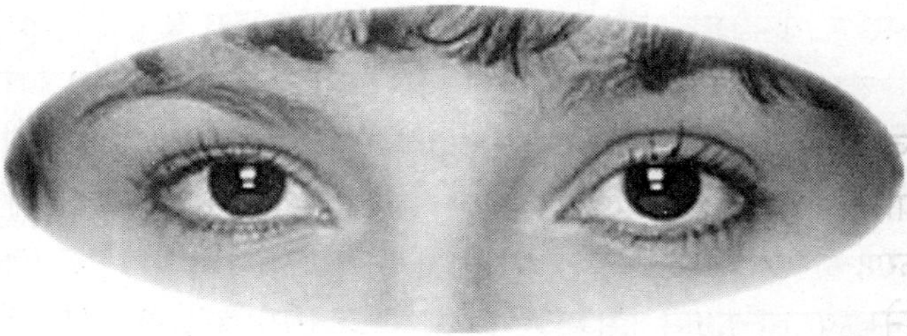

कई मरीजों में यह रोग बहुत कष्टप्रद स्थिति निर्मित कर देता है। आँखों का लाल होना कई कारणों से हो सकता है, परन्तु एलर्जी के कारण होने वाली कन्जक्टिवाइटिस के कुछ प्रमुख लक्षण होते हैं जैसे :-

1. आँखों में बहुत खुजली चलना।
2. आँखें लाल हो जाना व उनसे पानी आना।
3. आँखों में जलन होना।
4. आँखों का सूज जाना।
5. ये लक्षण किसी विशेष मौसम में ही होना।

ये लक्षण समय-समय पर घटते-बढ़ते रहते हैं। इसका निदान नेत्र रोग विशेषज्ञ द्वारा ही किया जाता है। जरूरत पड़ने पर एलर्जी टेस्ट से कारणों को सुनिश्चित किया जाता है।

उपचार में सर्वप्रथम कारणों से बचाव फिर एलर्जी की दवाइयाँ (खाने व आँख में डालने की) व इम्यूनोथेरेपी प्रमुख हैं।

आपके सवाल

दमा/एलर्जी से पीड़ित हर रोगी के मन में इस रोग व इसके उपचार के बारे में कई तरह की भ्रान्तियाँ, शंकाएँ और सवाल रहते हैं। यदि इन शंका-कुशंकाओं का सही निराकरण नहीं किया जाए तो किसी भी मरीज का पूर्ण सहयोग इन रोगों के वैज्ञानिक मैनेजमेन्ट में नहीं मिलता। हमारे यहाँ मुफ्त की सलाह देने का रिवाज भी बहुत है। मरीजों को उनके नाते-रिश्तेदार, दोस्त, परिचित और कई बार तो अनजान व्यक्ति भी सलाह देने से नहीं चूकते। सलाह देने वाला व्यक्ति उस विषय का जानकार या एक्सपर्ट हो तब तो ठीक है, परन्तु ज्यादातर सलाह वे लोग ही देते हैं, जो दमा-एलर्जी के विषय में कुछ नहीं जानते या बहुत सतही जानकारी रखते हैं। रोगी कई बार विशेषज्ञ से ज्यादा इन सलाहकारों पर विश्वास करते हैं और बहुत नुकसान उठाते हैं। बाद में यदि आप उन सलाहकारों को कहें कि आपकी गलत राय से हमारा इतना नुकसान हो गया तो वे पल्ला झाड़ने में भी देर नहीं करते। लेकिन आप तो उनकी सलाह मानकर नुकसान उठा ही चुके होते हैं, ''अब पछताए होत क्या जब चिड़िया चुग गई खेत।'' कई अल्पज्ञ चिकित्सक भी, जो चिकित्सा विज्ञान में दिनों-दिन हो रही वैज्ञानिक प्रगति से अनजान हैं, अनजाने ही रोगी को गलत राय दे देते हैं। उन्हें अपने ज्ञान पर इतना गुमान होता है कि वे किसी को कुछ नहीं समझते, यहाँ भी नुकसान मरीज का ही होता है। अतः मरीजों से निवेदन है कि वे अपने रोग की सही-सही जानकारी रखें व किसी भी तरह की शंका का समाधान, योग्य चिकित्सक/विशेषज्ञ से ही करें।

ज्यादातर रोगी सामान्यतः जो सवाल पूछते हैं, उनका समाधान हमारे पास आज उपलब्ध आधुनिकतम वैज्ञानिक जानकारियों के आधार पर यहाँ प्रस्तुत है।

● क्या मुझे वास्तव में दमा है?

– विशेषज्ञ के बताने पर भी कई रोगी इस बात को स्वीकार नहीं कर पाते कि उन्हें दमा है। कई चिकित्सक भी रोगी को कह देते है कि उसे दमा नहीं एलर्जीक ब्रोंकाईटिस है या सिर्फ एलर्जी है या रिकरन्ट ब्रोंकाईटिस है, जबकि रोगी को स्पष्ट रूप से दमा ही होता है, इससे रोगी भ्रमित हो जाता है। अतः रोगी का इतिहास, रोग के चिह्न व सारी जाँचें यदि इंगित करती है कि रोगी को दमा है तो चिकित्सक को उसे यह बात दृढ़तापूर्वक बता देनी चाहिए। रोगी को भी सारे तथ्यों के आधार पर मानना चाहिए कि उसे दमा है ताकि इस रोग का उचित मैंनेजमेन्ट किया जा सके और रोगी को कई तरह की परेशानियों से बचाया जा सके।

● क्या दमा पूर्णतः ठीक हो सकता है?

– यह प्रश्न भी प्रायः सभी रोगी पूछते ही हैं और उन्हें पूछना भी चाहिए। इस प्रश्न का उत्तर 'हाँ' या 'ना' में देने के पूर्व कुछ तथ्यों को जान लेना जरूरी है। दमा एक ऐसा रोग है जिसका सम्बंध हमें अपने माता-पिता या पूर्वजों से विरासत में मिले 'जीन्स' से होता है। अभी हमारे पास ऐसा कोई उपचार उपलब्ध नहीं है जो इस जेनेटिक खराबी को दूर कर रोगी को दमामुक्त कर सके। हाँ, आने वाले वर्षों में पूरी संभावना है कि यह काम हो जाएगा। यह तो हुई दमा की जड़ की बात और वैज्ञानिक भी दमा की इस जड़ को ही काटने का उपाय निरन्तर खोज रहे हैं।

दूसरा, यदि हम इस रोग का विस्तार से अध्ययन करें तो पाते हैं कि दमा के कारण होने वाली परेशानियाँ किसी एक कारण से नहीं, बल्कि बहुत से कारणों से हो सकती हैं, जैसे किन्हीं चीजों की एलर्जी, मौसम में परिवर्तन, विभिन्न तरह के

इन्फेक्शन, सर्दी-ज़ुकाम या मान्सिक अवस्था में परिवर्तन आदि कई ऐसे कारण हैं, जो दमा की तकलीफें पैदा कर सकते हैं या इन्हें बढ़ा सकते हैं। अतः किसी एक कारण की रोकथाम कर लेने से तकलीफें पूर्णतः समाप्त हो जाएँगी ऐसा नहीं है।

तीसरा, कोई भी एक दवा ऐसी नहीं है जो इन सारे कारणों को नियन्त्रित कर सके या सारी तकलीफों को दूर कर सके। इसीलिए हम दमा को पूरी तरह से ठीक कर देने की स्थिति में नहीं हैं और यह काम चिकित्सा विज्ञान की किसी भी विधा में सम्भव नहीं है।

परन्तु, इन सारी सीमाओं के बावजूद दमा को पूर्णतः नियन्त्रित किया जा सकता है व रोगी उम्र भर दमा से होने वाली परेशानियों से काफी हद तक बच सकता है। अभी तक उपलब्ध उपचार व नियन्त्रण के तरीके इतने कारगर हैं कि यदि रोगी समय रहते पूरी ईमानदारी व विश्वास के साथ इन्हें अपनाता है, तो वह दमामुक्त जीवन जी सकता है। आवश्यकता सिर्फ सामान्य जीवन जीने की उत्कण्ठा, पूरा आत्म-विश्वास और वैज्ञानिक आधार पर तैयार की गई दमा नियन्त्रण की रूपरेखा को पूर्णतः अपनाने की है। आप इस वाक्य में आस्था रखिए '**नियन्त्रित दमा, साध्य दमा**'।

'**दमा दम के साथ जाता है**' यह कथन अपनी जगह सही है, परन्तु इसे अपने अन्दर घर न बनाने दें, क्योंकि आपकी यही सोच, यही मानसिकता आपके दमा को नियन्त्रित करने में बहुत बड़ी बाधा है। अपने अन्तःकरण में हमेशा यह विश्वास रखिए कि आप भी लाखों अन्य मरीजों की तरह दमा को पूर्णतः नियन्त्रित कर दमामुक्त जीवन

जी सकते हैं और उन ऊँचाइयों तक जा सकते हैं, जहाँ आप जाना चाहते हैं। दमा कभी आपकी राह में बाधा नहीं बनेगा।

● क्या दमा की दवाइयाँ व इन्हेलर आदि लम्बे समय तक लेने से नुकसान होता है या इनकी आदत पड़ जाती है?

- यह शंका सभी रोगियों के मन में रहती है। रोगी अक्सर दवाइयों के दुष्प्रभाव या इसकी आदत पड़ जाने के डर से और इससे भी ज्यादा अल्पज्ञ सलाहकारों की सलाह मानकर दवाइयों का उपयोग चिकित्सक द्वारा बताई गई मात्रा व समय से नहीं करते। यह घातक है, इससे लाभ सिर्फ इतना होता है कि आप अपने मन को समझा लेते हैं कि चलो अच्छा हुआ मैंने कम से कम दवा में काम चला लिया, डॉक्टर तो ढ़ेर सारी दवाइयाँ लिख देते हैं।

यदि आपको लगता है कि आपका चिकित्सक आपको बेवज़ह बहुत सी दवाइयाँ लिखकर नुकसान पहुँचा रहा है, तो आप उस चिकित्सक के पास जाते ही क्यों है और यदि आपको विश्वास है कि आपका चिकित्सक आपका कोई अहित नहीं करेगा तो फिर उसकी सलाह को पूरी तरह से मानने में क्या परेशानी है? आप अपने चिकित्सक से अपनी दवाइयों के प्रभाव, दुष्प्रभाव आदि की पूरी जानकारी लीजिए व कोई भी तकलीफ होने पर अपने पड़ोसी की बजाय अपने चिकित्सक से सलाह लीजिए, यही आपके हित में है।

दमा में सामान्यतः प्रयोग की जाने वाली दवाइयों में ऐसी कोई दवाई नहीं होती जिसकी आदत पड़ जाए और ये ही दवाइयाँ जब एरॉसाल (इन्हेलर, रोटाकेप, डिस्क, टर्बोहेलर, नेबुलाइजर) के रूप में ली जाती हैं तो इनकी मात्रा इतनी कम (माइक्रोग्राम में) होती है कि इनके दुष्प्रभाव नहीं के बराबर होते हैं।

इन्हेलर या अन्य दवाइयाँ भी तकलीफ के समय उचित अवधि तक ही लेनी होती हैं और जब आप बिल्कुल सामान्य हो जाते हैं तब सभी दवाइयाँ चिकित्सक की सलाह से बन्द करनी होती हैं, तो आदत पड़ने का तो सवाल ही नहीं उठता। हाँ, जब इनकी पुनः आवश्यकता होती है, इन दवाइयों को फिर से लेना पड़ता है, इसे आदत पड़ना नहीं कहते। दवाइयों की आदत पड़ने के भय से (जो सरासर गलत है) आप दवाइयाँ न लेकर दमा की तकलीफें सहन करने की आदत डाल लेते हैं, जो आपके खुशहाल जीवन के लिए एक बाधा बन सकती है और कालांतर में आपके फेफड़े भी खराब कर सकती है।

● क्या बड़ों को दी जाने वाली दवाइयाँ बच्चों को भी दी जा सकती हैं?

- हाँ, दमा की दवाइयाँ तो सभी के लिए लगभग एक समान ही रहती हैं। सिर्फ उनकी मात्रा बच्चों की उम्र व वजन के हिसाब से सुनिश्चित करनी पड़ती है।

● क्या बच्चों का दमा किशोरावस्था तक आते-आते ठीक हो जाता है?

- ज्यादातर लोग यह मानते हैं और कई चिकित्सक भी प्रायः बच्चों के पालकों को यह आश्वासन देते हैं कि उनका बच्चा किशोरावस्था तक आते-आते बिल्कुल ठीक हो जाएगा। परन्तु यह बात पूर्णतः सत्य नहीं है। उम्र बढ़ने के साथ विशेषकर उन बच्चों का दमा ठीक होना पाया गया है, जिन्हें यह शिकायत किसी वायरल इन्फैक्शन के होने से शुरू हुई है और जिनके परिवार में दमा या एलर्जी का इतिहास नहीं है। शेष बच्चों में रोग की स्थिति कम-ज्यादा हो सकती है यह पूर्णतः जाता नहीं है। अतः शुरू से ही दमाग्रस्त बच्चे के प्रति पूर्ण

सावधानियाँ रखना व उसका उचित उपचार कराना ही श्रेष्ठ है।

● क्या दमा के मरीजों के लिए धूम्रपान हानिकारक है?

- दमा की पूरी जानकारी आपने इस पुस्तक से प्राप्त कर ली है तो आपको मालूम ही होगा कि दमा की तकलीफ श्वास नलिकाओं में सिकुड़न व सूजन आ जाने से होती है और इसका मुख्य कारण धुआँ भी है। श्वास नलिकाएँ वातावरण में मौजूद धुएँ के कारण सिकुड़ जाती हैं फिर आप धूम्रपान के रूप में यह धुआँ सीधे अपने फेफड़ों में पहुँचा रहे हैं, जो बहुत घातक है। यदि कोई दूसरा व्यक्ति आपके पास धूम्रपान कर रहा है तो उसके द्वारा छोड़ा गया धुआँ भी आपके लिए हानिकारक होता है। दमा का नियन्त्रण व धूम्रपान साथ-साथ नहीं चल सकते, रोगी को दोनों में से एक का चुनाव करना होता है।

● क्या मानसिक कारणों से भी दमा हो सकता है?

- हाँ, कई रोगियों में उनकी मानसिक अवस्थाओं का दमा पर काफी प्रभाव देखा गया है। वैज्ञानिक शोध से भी यह तथ्य सामने आए हैं कि रोगी की मानसिक स्थिति व स्वभाव का असर उसके दमा पर पड़ता ही है। हाँ, यह असर किसी में कम, किसी में ज्यादा या किसी-किसी में बहुत ज्यादा हो सकता है।

गुस्सा, उदासी, भावुकता, बैचेनी, डर व एकाएक खुशी या दुःख की बात होने पर उत्पन्न हुई मानसिक अवस्था का प्रभाव फेफड़ों की श्वास नलिकाओं पर पड़ता है। इससे रोगी को साँस की तकलीफ शुरू हो सकती है या दमा का अटैक भी आ सकता है। कई रोगियों में सिर्फ मानसिक कारण ही दमा के मुख्य कारण होते हैं। उनको दमा की दवाइयों

के साथ मनोरोग विशेषज्ञ की मदद भी लेनी चाहिए, ताकि इस अवस्था को ठीक से नियन्त्रित किया जा सके।

● क्या दमा वंशानुगत होता है? और परिवार में यदि किसी को दमा है तो अन्य सदस्यों को भी दमा होगा ही?

- हाँ, दमा वंशानुगत (Hereditary) होता है, क्योंकि दमा 'जीन्स' के माध्यम से माता-पिता से बच्चों को जाता है यानी दमा का बीज खानदान से ही आता है, परन्तु यह कतई जरूरी नहीं है कि उस परिवार के सभी सदस्यों को दमा हो ही। कई बार तो दो-तीन पीढ़ियों तक किसी को दमा नहीं होता। जिन परिवारों में दमा का इतिहास मौजूद है उनके बच्चों को यह रोग होने की सम्भावना अन्य बच्चों की अपेक्षा अधिक रहती है। अतः ऐसे बच्चों का विशेष ध्यान रखा जाना चाहिए व बचाव के सारे उपाय किए जाने चाहिए।

● क्या हार्टअटैक की तरह दमा के अटैक से भी रोगी की अकाल मृत्यु हो सकती है?

- सामान्यतः लोग दमा के अटैक को उतनी गंभीरता से नहीं लेते जितना हार्टअटैक या हृदयाघात को लेते हैं, क्योंकि उनकी यह धारणा होती है कि दमा का अटैक कभी जानलेवा नहीं होता, परन्तु यह बात पूर्णतः सत्य नहीं है। दमा के अटैक से भी रोगी की मृत्यु हो जाती है और प्रतिवर्ष करीब 2 लाख लोग दमा की वजह से मरते हैं। इसके मुख्य कारण ये हैं :-

(अ) दमा के अटैक का तुरन्त व सही उपचार न होना :- दमा के कारण होने वाली ज्यादातर मौतें समय रहते अटैक की गंभीरता को नहीं पहचानने व तुरन्त उचित उपचार न होने के कारण ही होती हैं। दमा की तकलीफ यदि लगातार बनी रहे तो धीरे-धीरे फेफड़ों की कार्यक्षमता व

नलिकाओं के खुलने की क्षमता घटती जाती है। जब यह क्षमता सामान्य से 50% तक कम हो जाती है तब दमा के अटैक से मृत्यु होने की सम्भावना बहुत बढ़ जाती है।

(ब) दमा का अति गंभीर अटैक :- जब रोगी को दमा के अटैक के सामान्य उपचार से पूरी राहत नहीं मिलती तो इसे अति गंभीर अटैक समझना चाहिए व इसका उपचार अस्पताल में विशेषज्ञ द्वारा किया जाना चाहिए। ऐसी अवस्था में घर पर तरह-तरह के उपचार आजमाना जानलेवा हो सकता है। अतः रोगी को बगैर देर किए अपने चिकित्सक की सलाह पर अस्पताल में भर्ती हो जाना चाहिए ताकि समय रहते किसी भी गंभीर खतरे की स्थिति में मरीज को आवश्यक उपचार मिल सके।

● क्या दमा के रोगी को पीकफ्लो की जाँच नियमित करना आवश्यक है?

- जिस तरह डायबिटीज में समय-समय पर रोगी के खून की जाँच करके ही यह पता लगाया जाता है कि उपचार व परहेज से रोगी की शक्कर काबू में रह रही है या नहीं व उच्च रक्तचाप या ब्लडप्रेशर के रोगी का ब्लडप्रेशर भी नियमित चेक कर के ही दवाइयों की मात्रा व अन्य निर्देश दिए जाते हैं ताकि ब्लडप्रेशर हमेशा काबू में बना रहे और रोगी को कोई जटिल समस्याएँ उत्पन्न न हो। ठीक उसी तरह दमा के रोगी को भी अपना पीकफ्लो रिकार्ड रखना अनिवार्य है, क्योंकि कई बार रोगी को दमा की थोड़ी या कई बार ज्यादा तकलीफ को भी सहने की आदत पड़ जाती है और वह उस तकलीफ को, जो उसके फेफड़ों में चल रही है, महसूस नहीं कर पाता और उपचार बन्द कर देता है या उपचार नहीं लेता यह बहुत नुकसानदायक है। दमा के रोगी को अपना

पीकफ्लो मीटर रखना ही चाहिए व उससे नियमित (सुबह व शाम) अपना पीकफ्लो रिकार्ड करना चाहिए ताकि दमा की थोड़ी सी भी बढ़ी हुई अवस्था का तुरन्त पता लग सके व रोगी उचित उपचार लेकर पुनः नार्मल हो जाए।

पीकफ्लो मॉनिटरिंग से दवाइयों की मात्रा का निर्धारण व कब दवाइयाँ शुरू व बन्द करना है, यह निर्णय करने में बहुत सुविधा हो जाती है व रोगी कभी भी आवश्यकता से अधिक या कम दवा लेने से होने वाले नुकसानों से बच जाता है।

जिस तरह खून में शक्कर की जाँच किए बगैर डायबिटीज व ब्लड़प्रेशर चेक किए बिना उच्च रक्तचाप का सही व प्रभावी नियन्त्रण नहीं किया जा सकता ठीक उसी तरह बगैर पीकफ्लो की जाँच किए दमा का प्रभावी नियन्त्रण भी सम्भव नहीं है। अतः सभी मरीजों को पीकफ्लो मीटर रखना ही चाहिए। यह उनके लिए एक बहुत ही फायदेमन्द इनवेस्टमेन्ट होगा।

● क्या होती है एलर्जी?

- 'एलर्जी', आज एक काफी जाना-पहचाना शब्द है और शायद ही कोई ऐसा व्यक्ति हो जिसने यह शब्द कभी नहीं सुना हो या अपनी दैनिक बोलचाल की भाषा में इसका उपयोग नहीं किया हो। सामान्यतः हमें कोई चीज पसन्द नहीं हो या कोई व्यक्ति जिसके सम्पर्क में हम अच्छा महसूस नहीं करते, तो हम कहते हैं कि मुझे इससे एलर्जी है। वास्तव में वैज्ञानिक तौर पर एलर्जी का मतलब कुछ ऐसा ही है।

किसी भी चीज के सम्पर्क में आने पर शरीर उस चीज के प्रति कभी-कभी अतिसंवेदनशील हो

जाता है तथा पुनः सम्पर्क में आने पर अपनी उग्र प्रतिक्रियाएँ (Reactions) प्रकट करता है, दरअसल इसे ही एलर्जी कहते हैं। यह उग्र प्रतिक्रियाएँ छींकें, ज़ुकाम, साँस, लाल आँखें, पेट में मरोड़, दस्त, खुजली, ददोड़े आदि किसी भी रूप में हो सकती है।

● हम कैसे जान सकते हैं कि हमें एलर्जी है?

- निम्न बातों पर गौर कीजिए :-

1. बार-बार छींकें आना, सुबह बिस्तर से निकलते ही छींकें आना।

2. किसी विशेष मौसम (ज्यादातर बारिश) में हमेशा सर्दी-ज़ुकाम हो जाना।

3. साफ-सफाई करने पर, अनाज छानने पर, पुराने बिस्तर आदि निकालने व साफ करने पर छींकें आना और ज़ुकाम हो जाना।

4. पुरानी धूल के सम्पर्क में आने से ज़ुकाम हो जाना।

5. विशेष मौसम में, ज़ुकाम के बाद या कोई दवाई लेने से साँस की तकलीफ या दमा हो जाना।

6. बार-बार खाँसी हो जाना। खाँसी लम्बे समय तक रहना।

7. विशेष मौसम में, धूल के सम्पर्क से या पेड़-पौधों के सम्पर्क में आने पर आँखें लाल हो जाना, आँख में खुजली होना, आँखों से पानी आना।

8. कुछ विशेष चीजें खाने से ज़ुकाम हो जाना, साँस चलना, पेट में दर्द हो जाना, दस्त लग जाना या शरीर पर खुजली होना, ददोड़े हो जाना आदि।

9. इन चिह्नों के साथ परिवार में किसी को एलर्जीजन्य रोग जैसे- ज़ुकाम, दमा, एक्जीमा, ददोड़े आदि होना।

10. एन्टीएलर्जीक दवाइयों से तकलीफें कम हो जाना और दवाई बंद करने पर तकलीफों का पुनः बढ़ जाना।

यदि इनमें से ज्यादातर चिह्न आप में मिलते हैं तो निश्चित ही आपको एलर्जी हो सकती है और ऐसी स्थिति में किसी एलर्जी विशेषज्ञ की सलाह लेना हितकर होता है।

● सामान्यतः किन चीजों से एलर्जी होती है?

- जैसा कि हम देख ही चुके हैं- **'सूर्य के नीचे किसी भी चीज से एलर्जी हो सकती है, यहाँ तक कि सूर्य (धूप) से भी।'** यह वाक्य ही दर्शाता है कि एलर्जी के अनन्त कारण हो सकते हैं, परन्तु यहाँ हम उन कारणों को जान रहे हैं जो 95% से भी अधिक रोगियों में एलर्जी पैदा करते हैं।

1. धूल (Dust) :- यह एलर्जन सर्वव्यापी है। शायद ही कोई ऐसा देश हो जहाँ धूल से एलर्जी के केसेस नहीं पाए जाते।

2. परागकण (Pollens) :- विभिन्न पेड़-पौधों के फूलों से निकलने वाले परागकण एलर्जी का दूसरा मुख्य कारण हैं।

3. धूल के जीवाणु (House dust mites) :- पुरानी धूल, बिस्तर, कारपेट आदि में पाए जाने वाले ये सूक्ष्म जीवाणु सर्दी-ज़ुकाम व दमा के मुख्य कारणों में से एक हैं।

4. पालतू जानवर (Animal Danders, feathers) :- पालतू जानवरों जैसे- कुत्ता, बिल्ली, गाय, भैंस, घोड़ा, पक्षी आदि के शरीर से निकलने वाले रोएँ, मल, लार आदि एलर्जी पैदा करते हैं।

5. कीड़े-मकोड़े (Insects) :- घरों में पाए जाने वाले कॉकरोच, मक्खियाँ, चींटियाँ, मच्छर, मधुमक्खी, ततैया आदि भी एलर्जी का मुख्य कारण

होते हैं।

6. खाद्य पदार्थ (Food) :- कुछ रोगियों में खाद्य पदार्थ ही विशेष तौर पर एलर्जी का कारण होते हैं।

7. अन्य :- केमिकल, नकली जेवर, चमड़ा, प्लास्टिक, सौन्दर्य प्रसाधन, ग्रीस, ऑइल आदि से होने वाले चर्म रोग (Contact Dermatitis) सर्वविदित हैं।

● एलर्जी का निदान व उपचार शीघ्र क्यों जरूरी है?

- आजकल एलर्जी के बारे में सभी जानने लगे हैं, लेकिन फिर भी इसके शीघ्र निदान पर ध्यान नहीं दिया जा रहा है। चिकित्सक द्वारा दी गई दवाइयों से रोगी राहत महसूस करता है, इसलिए पूर्ण निदान पर ध्यान नहीं देता और न ही चिकित्सक उसे एलर्जी के बारे में विस्तृत जानकारी देते हैं। इसके कई कारण होते हैं, परन्तु मुख्य रूप से देखने में आता है कि रोगी को कहा जाता है -

1. एलर्जी का कोई इलाज नहीं है, आपको हमेशा दवाई खानी पड़ेगी।

2. एलर्जी का निदान करने के लिए 100-150 इन्जेक्शन लगाकर टेस्ट किया जाता है, जो काफी तकलीफदायक है। (जबकि आजकल प्रीक टेस्ट से बगैर इन्जेक्शन लगाए टेस्ट किया जाता है)

3. एलर्जी टेस्ट के बाद खाने-पीने की कई पाबंदियाँ लगाई जाती हैं (ऐसा बिल्कुल नहीं है)।

4. एलर्जी का उपचार काफी लंबा और खर्चीला होता है आदि। लेकिन वास्तविकता बिल्कुल भिन्न है।

एलर्जी का निदान जितना शीघ्र होता है उसके ठीक होने की सम्भावना उतनी ही अधिक हो जाती है। जैसे- एलर्जी से होने वाले ज़ुकाम में एलर्जी का

पता लगाकर परहेज, बचाव व टीकों (Immunotherapy) द्वारा काफी अच्छे परिणाम मिलते हैं। साथ ही इस ज़ुकाम से दमा होने की आशंका को भी काफी कम किया जा सकता है।

एलर्जी के निदान के बाद आपको क्या-क्या सावधानियाँ रखनी हैं इसकी रूपरेखा बन जाती है, जिससे आप कई तकलीफों से बच सकते हैं। एलर्जी का यथासमय उपचार करने से कई तरह की परेशानियों (Complications) से बचा जा सकता है। अतः आज के समय में एलर्जी के निदान व उपचार के जो भी साधन हमारे पास उपलब्ध हैं उनका उपयोग कर रोगी की तकलीफों को कम से कम किया जाना चाहिए।

● क्या एलर्जी को होने से रोका जा सकता है?

- हाँ, काफी हद तक एलर्जी को होने से रोका जा सकता है।

● क्या एलर्जी जानलेवा भी हो सकती है?

- सामान्यतः एलर्जी काफी तकलीफदायक होती है, परंतु यह जानलेवा नहीं होती। हाँ, कुछ परिस्थितियों में जैसे - डंक मारने वाले या काटने वाले कीड़ों, मधुमक्खी आदि से होने वाली एलर्जी कभी-कभी जानलेवा भी हो सकती है या फिर दवाइयों की एलर्जी से भी जान पर बन आती है। परन्तु इनसे बचाव करके इस खतरे को टाला जा सकता है या मधुमक्खी वगैरह की एलर्जी में इम्यूनोथेरेपी से इस संभावना को खत्म किया जा सकता है।

● क्या एलर्जी वंशानुगत है?

- हाँ, एलर्जी का बीज माता-पिता से बच्चों में जाता है, परंतु एलर्जी तब ही होती है जब इस बीज को उचित वातावरण मिलता है।

परिशिष्ट

सामान्य पीकफ्लो

पुरुष						स्त्री					
उम्र	ऊँचाई से.मी. में					उम्र	ऊँचाई से.मी. में				
वर्ष	152	166	177	190	200	वर्ष	152	166	177	190	200
20	554	602	649	693	740	20	390	423	460	496	529
25	543	590	636	679	725	25	385	418	454	490	523
30	532	577	622	664	710	30	380	413	448	483	516
35	521	565	609	651	695	35	375	408	442	476	509
40	509	552	596	636	680	40	370	402	436	470	502
45	498	540	583	622	665	45	365	397	430	464	495
50	486	527	569	607	649	50	360	391	424	457	488
55	475	515	556	593	634	55	355	386	418	451	482
60	463	502	542	578	618	60	350	380	412	445	475
65	452	490	528	564	603	65	345	375	406	439	468
70	440	477	515	550	587	70	340	369	400	445	461

बच्चों एवं तरुणों में सामान्य पीकफ्लो

ऊँचाई से.मी. में	पीकफ्लो	ऊँचाई से.मी. में	पीकफ्लो	ऊँचाई से.मी. में	पीकफ्लो
110	147	130	254	150	360
112	160	132	267	152	373
115	173	135	280	154	387
117	187	137	293	156	400
120	200	140	307	158	413
122	214	142	320	160	427
125	227	145	334	162	440
127	240	147	347	164	454

नाम ______________ उम्र ________ ऊँचाई ________ आपका सामान्य पीकफ्लो ________

पीकफ्लो	दिनांक		दिनांक		दिनांक		दिनांक		दिनांक		दिनांक		दिनांक		दिनांक		दिनांक		दिनांक		दिनांक		दिनांक		दिनांक		दिनांक		दिनांक		दिनांक	
	सु.	शा.	सु.	शा.	सु.	शा.	सु.	शा.	सु.	शा.	सु.	शा.	सु.	शा.	सु.	शा.	सु.	शा.	सु.	शा.	सु.	शा.	सु.	शा.	सु.	शा.	सु.	शा.	सु.	शा.	सु.	शा.
650																																
600																																
550																																
500																																
450																																
400																																
350																																
300																																
250																																
200																																
150																																
100																																

शब्द-परिचय

शब्द	अर्थ
चयापचय	शरीर में होने वाली जैव रसायनिक क्रियाएँ, जो हमारे भोजन को विभिन्न भागों में विभक्त कर उसे ऊर्जा में परिवर्तित करती हैं तथा शरीर को बनाने वाले पदार्थ बनाती हैं। साथ ही शरीर के लिए काम न आने वाले व घातक पदार्थों को उन पदार्थों में बदल देती हैं, जिन्हें शरीर मल-मूत्र व पसीने के रूप में बाहर निकाल देता है।
स्पाजम	माँसपेशियों के संकुचन के कारण आई सिकुड़न।
इन्फ्लेमेशन	विभिन्न कारणों से शरीर के किसी भी हिस्से में आई सूजन।
म्यूकस	स्रावी ग्रंथियों से उत्पन्न द्रव।
जीन्स	गुण सूत्रों पर मौजूद वे रचनाएँ, जो विभिन्न गुणों व अवगुणों का संवहन माता-पिता से बच्चे में करती हैं।
एलर्जन	वे पदार्थ (ज्यादातर प्रोटीन), जो शरीर में प्रवेश कर एलर्जीक रिएक्शन पैदा करते हैं।
उत्तेजक	वे पदार्थ जो शरीर के सम्पर्क में आकर बगैर एलर्जी किए रिएक्शन करते हैं।
संक्रमण	विभिन्न तरह के बैक्टीरिया व वायरस के कारण होने वाले रोग या इन्फेक्शन।
डस्ट माईट् (धूल के जीवाणु)	एक सूक्ष्म जीव, जिसे सिर्फ माइक्रोस्कोप से ही देखा जा सकता है। यह पुरानी धूल, बिस्तर, कारपेट आदि में बहुतायत से पाया जाता है।
फफूंद	एक तरह की वनस्पति, जो गीली व नमी वाली जगहों पर उग आती है (अचार, मुरब्बा, ब्रेड आदि के खराब हो जाने पर जमने वाली काई फफूँद)

परागकण	पेड़-पौधों के फूलों से निकलने वाले बारीक कण, जो प्रजनन का कार्य करते हैं।
इन्फ्लूएन्ज़ा	वायरस के इन्फेक्शन के कारण होने वाला साधारण ज़ुकाम। इसका अनुभव लगभग सभी लोगों को होता है।
एसीडिटी	पेट में अम्ल की मात्रा का अधिक होना।
रिगर्जिटेशन	आमाशय में मौजूद भोजन, एसिड व अन्य पदार्थों का आगे बढ़ने की बजाय उल्टे आहार नली या गले व मुँह में आ जाना।
कब्ज	दस्त साफ नहीं होना।
गैस	अमाशय व आँतों में मौजूद हवा।
फास्टफूड	तैयार खाद्य पदार्थ जैसे बर्गर, पिज्जा, हॉट डॉग आदि।
प्रिजरवेटिव	खाद्य-पदार्थों जैसे जेम-जेली, टमाटर सॉस, अचार-चटनी, बोतल व डिब्बा बन्द फलों के रस आदि को लम्बे समय तक खराब होने से बचाने के लिए इनमें मिलाए जाने वाले केमिकल्स जैसे सिरका, सोडियम बैन्जोएट आदि।
हिस्ट्री	चिकित्सक द्वारा रोगी से उसके रोग के सम्बंध में ली गई जानकारियाँ।
रिवर्सिबलिटी	एक अवस्था से दूसरी अवस्था में आने की क्षमता। यहाँ हम श्वास नलिकाओं के सिकुड़ने के बाद पुनः उनके सामान्य अवस्था में आ जाने की क्षमता को रिवर्सिबलिटी कह रहे हैं।
डॉयग्नोसिस	रोगी के इतिहास, परीक्षण व जाँचों के आधार पर चिकित्सक द्वारा निकाला गया निष्कर्ष या रोग का निदान।
व्हीज	श्वास नलिकाओं में आई सिकुड़न व सूजन के

	कारण हवा के आने-जाने का मार्ग सँकरा हो जाता है और जब हवा इस सँकरे मार्ग से आती-जाती है तो एक तरह की सीटी जैसी आवाज पैदा करती है, जिसे व्हीज कहते हैं।
स्पायरोमेट्री	फेफड़ों की कार्य करने की क्षमता व दक्षता को मापना।
स्पायरोमीटर	फेफड़ों की कार्यक्षमता व कार्यदक्षता की जाँच करने का यन्त्र।
क्रॉनिक	लम्बे समय तक चलने वाला रोग।
पीकफ्लो	व्यक्ति की तेजी से साँस छोड़ने की क्षमता।
पीकफ्लो मीटर	पीकफ्लो मापने का यन्त्र।
ब्रोंकियल प्रोवोकेशन टेस्ट	श्वास नलिकाओं की संवेदनशीलता का पता लगाने के लिए की जाने वाली जाँच।
हिस्टेमिन	एक केमिकल, जो मास्ट सेल आदि में रहता है, परन्तु किसी कारण मास्ट सेल से बाहर निकल आए तो विभिन्न तरह की परेशानियाँ खड़ी कर देता है।
मैनेजमेन्ट	किसी भी रोग का पूरा निदान करना व उसका पूरा उपचार व रोकथाम करना। साथ ही रोग से शरीर पर होने वाले नुकसानों को पूरी तरह रोकना या कम से कम करना।
रक्तचाप	रक्त नलिकाओं में रक्त जिस दबाव पर प्रवाहित होता है।
डायबिटीज	खून में शक्कर की मात्रा बढ़ जाने का रोग।
डिप्रेशन	मानसिक अवसाद।
रिलीवर	रोग से होने वाली तकलीफों में तुरन्त राहत देने वाली दवाइयाँ।
प्रिवेन्टर	रोग से बार-बार होने वाली तकलीफों को होने से रोकने वाली दवाइयाँ।

कार्टिकोस्टेरॉइड्स	कार्टिसोन ग्रुप की दवाइयाँ, जो जीवन-रक्षक का कार्य करती हैं, किन्तु दुरुपयोग होने पर भयंकर दुष्परिणाम भी पैदा कर सकती हैं।
एरॉसॉल	छोटे-छोटे कणों की फुहार या मिस्ट।
एम.डी.आई.	एक बार में दवाई की एक निश्चित मात्रा छोड़ने वाला दवाई का पम्प।
डी.पी.आई.	बारीक पावडर के रूप में श्वास से दवाई फेफड़ों में पहुँचाने वाला यन्त्र।
नेबुलाइजर	तरल दवाई को एरॉसॉल में परिवर्तित करने वाला उपकरण।
ब्रोंकोडायलेटर	संकुचन के कारण अवरुद्ध श्वास नलिकाओं को खोलने वाली दवाइयाँ।
मिस्ट	बारीक-बारीक कणों की फुहार।
इन्हेल्ड रूट	साँस द्वारा एरॉसॉल के रूप में दवाइयाँ लेना।
ओरल रूट	मुँह द्वारा गोली, कैप्सूल या सिरप के रूप में दवाइयाँ लेना।
माइक्रोग्राम	मिलीग्राम का हजारवाँ भाग।
ब्रोंकाइटिस	श्वास नलिकाओं का शोथ।
रिकरन्ट ब्रोंकाइटिस	बार-बार होने वाली ब्रोंकाइटिस।
क्रानिक ब्रोंकाइटिस	लम्बे समय से बनी हुई ब्रोंकाइटिस।
एलर्जीक ब्रोंकाइटिस	किन्हीं चीजों की एलर्जी के कारण होने वाली ब्रोंकाइटिस।
वायरस	एक बहुत ही सूक्ष्म जीव।
ई.आई.ए.	एक्सरसाईज इन्ड्यूस्ड अस्थमा या श्रम या कसरत से होने वाला दमा।
पी.टी.	फिजिकल ट्रेनिंग।
वार्मअप	खेल या कसरत के पूर्व शरीर को गर्म करने के लिए किया जाने वाला व्यायाम।
हर्बल मेडिसिन	जड़ी-बूटियों से बनाई गई दवा।
एक्यूपंचर	शरीर पर कुछ विशेष जगहों पर सुइयाँ लगा कर

	किया जाने वाला उपचार।
एक्यूप्रेशर	शरीर पर कुछ विशेष जगहों पर दबाव डाल कर किया जाने वाला उपचार।
होम्योपैथी	चिकित्सा विज्ञान की एक शाखा।
एलर्जीक राइनाईटिस	एलर्जी के कारण होने वाला ज़ुकाम।
एलर्जीक कन्जक्टिवाइटिस	एलर्जी के कारण आँखों का लाल हो जाना या आँखें आना।
अर्टिकेरिया	चमड़ी पर जगह-जगह खुजली होकर या जलन होकर सूजन आ जाना या ददोड़े पड़ जाना।
एन्जिओइडिमा	शरीर की आंतरिक झिल्ली में सूजन आ जाना।
कॉन्टेक्ट डर्मेटाईटिस	किन्हीं चीजों के सम्पर्क में आने से होने वाला चमड़ी का शोथ।
एक्ज़ीमा	एक चर्म रोग।
एनीमल डेन्डर	जानवरों के शरीर से उत्सर्जित मल-मूत्र, लार व रोएँ।
वेक्यूम क्लीनर	सफाई करने की मशीन।
फूड एलर्जी	खाद्य पदार्थों से होने वाली एलर्जी।
फूड इन्टॉलरेन्स	खाद्य पदार्थों का माफिक न आना या उनसे एलर्जी न होते हुए भी परेशानियाँ पैदा होना।
फूड चैलेन्ज टेस्ट	तकलीफदायक खाद्य पदार्थ को थोड़ी-थोड़ी मात्रा में रोगी को दिया जाना व उससे होने वाली रिएक्शन का पता लगाना।
एनाफायलेक्सिस	एक तीव्र एलर्जीक रिएक्शन जिसमें रोगी के पूरे शरीर पर रिएक्शन का प्रभाव पड़ता है। यह रिएक्शन जानलेवा भी हो सकता है।
कान्टेक्टेन्ट	बाहर से चमड़ी के सम्पर्क में आने वाली चीजें।
इनवायरमेन्टल हिस्ट्री	रोगी के घर, कार्यस्थल व जहाँ भी उसका आना-जाना रहता हो, वहाँ के व आसपास के वातावरण की जानकारी।

पास्ट हिस्ट्री	भूतकाल में हुए रोगों की जानकारी लेना।
माइक्रोस्कोप	सूक्ष्मदर्शी यन्त्र, जिसकी सहायता से सूक्ष्म चीजों को बड़ा करके देखा जाता है।
इम्यूनोमोड्यूलेशन	इम्यूनसिस्टम में आई विकृति को दूर करने की विधि।
जीनोम	कोष या जीव में गुणसूत्रों पर एक निश्चित क्रम में मौजूद जीन्स के बारे में जानकारी।
जीन थेरेपी	जीन्स द्वारा किया जाने वाला उपचार।

▢